essentials

Essentials liefern aktuelles Wissen in konzentrierter Form. Die Essenz dessen, worauf es als „State-of-the-Art" in der gegenwärtigen Fachdiskussion oder in der Praxis ankommt. Essentials informieren schnell, unkompliziert und verständlich.

- als Einführung in ein aktuelles Thema aus Ihrem Fachgebiet
- als Einstieg in ein für Sie noch unbekanntes Themenfeld
- als Einblick, um zum Thema mitreden zu können.

Die Bücher in elektronischer und gedruckter Form bringen das Expertenwissen von Springer-Fachautoren kompakt zur Darstellung. Sie sind besonders für die Nutzung als eBook auf Tablet-PCs, eBook-Readern und Smartphones geeignet.

Essentials: Wissensbausteine aus den Wirtschafts, Sozial- und Geisteswissenschaften, aus Technik und Naturwissenschaften sowie aus Medizin, Psychologie und Gesundheitsberufen. Von renommierten Autoren aller Springer-Verlagsmarken.

Martina Zemp • Guy Bodenmann

Neue Medien und kindliche Entwicklung

Ein Überblick für Therapeuten, Pädagogen und Pädiater

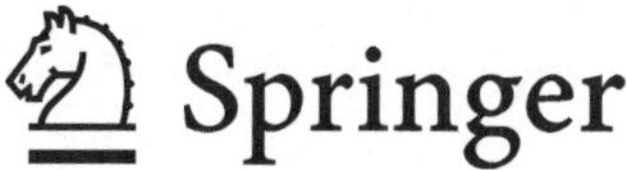

Dr. Martina Zemp
Universität Zürich
Schweiz

Prof. Dr. Guy Bodenmann
Universität Zürich
Schweiz

ISSN 2197-6708 ISSN 2197-6716 (electronic)
essentials
ISBN 978-3-658-11149-6 ISBN 978-3-658-11150-2 (eBook)
DOI 10.1007/978-3-658-11150-2

Die Deutsche Nationalbibliothek verzeichnet diese Publikation in der Deutschen Nationalbibliografie; detaillierte bibliografische Daten sind im Internet über http://dnb.d-nb.de abrufbar.

Springer

Gedruckt auf säurefreiem und chlorfrei gebleichtem Papier

Springer Fachmedien Wiesbaden ist Teil der Fachverlagsgruppe Springer Science+Business Media
(www.springer.com)

Vorwort

Die gute Nachricht zuerst: In der Schweiz und in Deutschland stehen auf der Rangliste der beliebtesten Freizeitbeschäftigungen von Jugendlichen Offline-Aktivitäten (Ausgang, Sport, Freunde treffen) noch immer vor den digitalen Angeboten. Zu diesem Fazit kommen die derzeit größten repräsentativen Studien zum Medienumgang von 12- bis 19-jährigen Kindern und Jugendlichen aus der Schweiz (Willemse, Waller, Süss, Genner, & Huber, 2014) und aus Deutschland (Feierabend, Karg, & Rathgeb, 2014). Gefragt nach den beliebtesten Freizeitbeschäftigungen, die sie *alleine* ausführen, gehören Surfen im Internet, Fernsehen und Gamen jedoch zu den Topantworten.

Da neue Medien heute breit verfügbar und leicht zugänglich sind, haben sie im Freizeitverhalten von Heranwachsenden einen hohen Stellenwert. In Anbetracht dessen erscheint die Frage relevant, welche Konsequenzen die Mediennutzung auf die Entwicklung von Kindern und Jugendlichen hat. Dieses Thema wird in der Öffentlichkeit seit Jahren intensiv diskutiert. Im vorliegenden Essential werden vier der häufigsten Fragen in diesem Zusammenhang, welche vielerorts polemisch präsentiert werden und bisweilen für eine „moralische Panik" sorgen, auf der Grundlage der aktuellen wissenschaftlichen Kenntnislage erörtert. Der einschlägige Forschungsstand kann als breit abgestützt bezeichnet werden, ist mitunter aber auch inkonsistent und kontrovers. Diesbezüglich verpflichten wir uns im Rahmen des Umfangs dieses Essentials der Prägnanz, wo sie uns wissenschaftlich gerechtfertigt scheint. Dies betrifft auch die thematische Einschränkung: Das vorliegende Essential fokussiert auf die Medien Fernsehen, Videos, Computerspiele und Internet. Diverse illustre Themen des Boulevardjournalismus (u. a. Cybermobbing, Pornografiekonsum, Sexting) werden nicht behandelt.

Ebenfalls muss in Erinnerung gerufen werden, dass Studien Mittelwertvergleiche berichten, wodurch Aussagen zu Folgen für den Einzelnen nicht direkt abbildbar sind. Aufgrund der Normalverteilung zeigen die meisten Kinder und

Jugendlichen (rund 68 %) keine auffälligen Befunde (Mittelwert plus/minus 1 Standardabweichung). Dies bedeutet: Die Mehrheit der Kinder und Jugendlichen nutzt elektronische Medien funktional und ausgewogen. Bedenkt man allerdings, dass bei dieser Fragestellung vor allem die Extreme (plus/minus 2 bis 3 Standardabweichungen vom Mittelwert) interessant sind, dann erkennt man die Relevanz der Thematik, da bei doch rund einem Drittel der Kinder und Jugendlichen mit hohem Medienkonsum negative Folgen nachweisbar sind. Dies sollte bei der Interpretation von Studienergebnissen und der Frage, welche Auswirkungen Medien auf die kindliche Entwicklung haben, berücksichtigt werden.

Martina Zemp und Guy Bodenmann

Was Sie in diesem Essential finden können

- Eine Zusammenfassung wissenschaftlicher Befunde zum Einfluss neuer Medien auf aggressives Verhalten, Schulleistungen, Aufmerksamkeitsprobleme und Hyperaktivität von Kindern und Jugendlichen
- Eine Diskussion über das Suchtpotenzial von neuen Medien
- Einen Überblick über Mediennutzung mit positiven Effekten auf Kinder und Jugendliche
- Eine Übersicht über potenzielle Hilfestellungen für Eltern und professionelle Maßnahmen

Inhaltsverzeichnis

Machen neue Medien aggressiv? 1

Die Frage nach den Auswirkungen von gewalthaltigen Medieninhalten auf das aggressive Verhalten von Kindern und Jugendlichen gehört zu den populärsten und kontroversesten Themen im Kontext neuer Medien und kindliche Entwicklung. Sie ist insofern von besonderer Virulenz, als laut einer amerikanischen Studie ein Kind bis zum Zeitpunkt, an dem es die Grundschule verlässt, im Fernsehen durchschnittlich 8'000 Morden und über 100'000 anderen Gewaltakten ausgesetzt ist (Strasburger & Wilson, 2003). In Europa sind die Zahlen möglicherweise geringer, dürften aber nicht substanziell davon abweichen. Aufschlussreich ist auch, dass bereits sehr kleine Kinder in animierten Filmen häufig mit Gewalt konfrontiert werden. So werden in den bekannten Trickfilmen von Disney oft engste Familienmitglieder Opfer von Gewalttaten oder sterben einen gewaltsamen Tod. Kinder werden damit bereits in jungem Alter mit Aggression und Gewalt in Filmen konfrontiert (Colman et al., 2014).

1.1 Aktueller Forschungsstand zu den Auswirkungen von aggressiven Medieninhalten

Gewalt in Medien ist ein gründlich und international seit Jahren beforschter Gegenstand der Kinder- und Jugendpsychologie. Im Jahr 2000 publizierten sechs der größten amerikanischen Verbände der Psychologie und Psychiatrie[1] eine gemeinsame Stellungnahme, laut der über 1'000 empirische Studien existieren, die Gewalt in Medien als Risikofaktor für aggressives Verhalten bei Kindern und Jugendlichen bestätigen (Congressional Public Health Summit, 2000). Zahlreiche Meta-Analysen

[1] Namentlich die American Psychological Association, American Academy of Pediatrics, American Academy of Child and Adolescent Psychiatry, American Medical Association, American Academy of Family Physicians und American Psychiatric Association.

M. Zemp, G. Bodenmann, *Neue Medien und kindliche Entwicklung,* essentials,
DOI 10.1007/978-3-658-11150-2_1

haben die einschlägigen Experimental-, Querschnitt- und Längsschnittstudien zusammengefasst und erlauben damit eine solidere und breiter abgestützte Aussage als Einzelstudien. Weitgehend übereinstimmend weisen diese Meta-Analysen darauf hin, dass zwischen dem Rezipieren von gewaltbetonten Fernsehinhalten und gewalttätigem oder aggressivem Verhalten bei Kindern und Jugendlichen ein signifikanter positiver Zusammenhang besteht (z. B. Bushman & Anderson, 2001; Bushman & Huesmann, 2006; Escobar-Chaves & Anderson, 2008). Auch wenn gerade in jüngeren Publikationen überwiegend geringe bis mittlere Effektstärken berichten werden (was bei Meta-Analysen themenunabhängig häufig der Fall ist), so gelten die Effekte doch als robust und konsistent über verschiedene Studiendesigns und Untersuchungsstichproben. Vor dem Hintergrund dieser beeindruckenden Datenlage kann die Erkenntnis als empirisch gut gesichert angesehen werden, dass gewaltbetonte Fernsehprogramme zu erhöhtem aggressivem Verhalten und destruktiven Kognitionen sowie zu reduziertem prosozialem Verhalten (wie hilfsbereites, altruistisches oder kooperatives Verhalten) bei Kindern und Jugendlichen beitragen können.

Ein ähnliches Bild zeigt sich bei der Nutzung von gewalthaltigen Computerspielen, auch wenn dieses Phänomen noch weniger erforscht ist. Das Review von Carnagey und Anderson (2004) zeigt, dass sich Computerspiele mit Gewaltinhalt – im Vergleich zu der relativ passiven Berieselung beim Fernsehen – aufgrund des *aktiven* Einbezugs des Nutzers in die virtuelle Spielumwelt und der symbolischen Inszenierung von Gewaltszenen besonders markant auf das Aggressionsverhalten auswirken können. Die jüngste Meta-Analyse von Anderson et al. (2010) wertet die Daten von 136 Untersuchungen mit insgesamt über 130'000 Kindern und jungen Erwachsenen aus und konstatiert erhebliche Auswirkungen von Gewaltspielen auf aggressiven Verhaltensweise und gewaltbefürwortende Einstellungen bei Kindern und Jugendlichen. Darüber hinaus zeigen die Befunde, dass Jugendliche weniger prosoziales Verhalten und geringere Empathiefähigkeit aufweisen, je häufiger sie gewalttätige Videospiele spielen, wobei sich diese Effekte weder in Abhängigkeit der Kultur (westlich vs. östlich) noch zwischen den Geschlechtern der Jugendlichen signifikant unterscheiden.

Es existieren einige weitere Meta-Analysen, die mit diesen Ergebnissen im Einklang stehen, allerdings auch solche mit weniger eindeutigen Resultaten (siehe z. B. Ferguson, 2007a, b). Dieser Autor nennt Argumente, welche auf einen Publikationsbias in diesem Forschungsgebiet hindeuten. Er vertritt, dass der Zusammenhang zwischen gewaltbetonten Medien und aggressivem Verhalten auf ein nicht-signifikantes Niveau sinken würde, wenn man reale Gewalterfahrungen in den Analysen miteinbeziehen würde. Dennoch lässt sich insgesamt ein wissenschaftlicher Konsens dahingehend feststellen, dass der chronische Konsum von Mediengewalt ein Prädiktor für Aggressionen im Kindes- und Jugendalter darstellt, zumal viele Studien reale Gewalterfahrungen statistisch kontrollieren. Zum Konsens gehört aber auch, dass medial dargestellte Gewalt *weder notwendige noch hinreichende*

Bedingung für Aggressionsverhalten ist. In ungünstiger Kombination mit anderen sozialen und gesellschaftlichen Risikofaktoren (z. B. gewaltbejahendes soziales Umfeld, reale Gewalterfahrungen, Substanzabusus, geringer Bildungsstand) und bei Abwesenheit von Schutzfaktoren (z. B. positive Eltern-Kind-Beziehung, konsequente und konsistente (Medien-)Erziehung) kann sie aber nachweislich zu gewalttätigem Verhalten oder gar strafrechtlich relevanten Delikten beitragen. Ein einschlägiger Überblicksartikel verdeutlicht, dass gewaltbetonte Medieninhalte nach 1) Bandenmitgliedschaft, 2) defizitären Eltern-Kind-Beziehungen, 3) männlichem Geschlecht und 4) realen Gewalterfahrungen auf *Platz 5* der zehn stärksten Prädiktoren für Delinquenz im Jugendalter gehören, wobei das Risiko substanziell zunimmt, je mehr Risikofaktoren kumulieren (Escobar-Chaves & Anderson, 2008).

1.2 Theoretische Hintergründe und Erklärungsmechanismen

Wissenschaftler haben auch untersucht, *wie* Gewalt in den Medien dargestellt wird (Strasburger, Wilson, & Jordan, 2014). Gewalt gegen Personen ist in vielen Sendungen des Kinder- und Jugendfernsehens ein inhaltliches Hauptmerkmal und dies ist insofern besonders denkwürdig, als Gewaltszenen oft idealisiert, bagatellisiert oder sogar als zielführend dargestellt werden und in den seltensten Fällen eine Anti-Gewalt-Botschaft einschließen (vgl. Kasten).

Gewaltdarstellung in Medien (in Anlehnung an Strasburger, Wilson, & Jordan, 2014)

- Gewalt wird *verherrlicht*:
  In ca. 40 % sind die „guten“ Figuren oder Superhelden die Gewaltakteure.
- Gewalt wird *nicht bestraft*:
  Ca. 70 % der Gewaltszenen beinhalten keine Reue, Kritik oder Bestrafung des Akteurs.
- Gewalt wird *zensiert*:
  Ca. 50 % der Gewaltdarstellungen zeigen kein ernsthaftes Leiden oder negative Folgen für das Opfer.
- Gewalt wird *trivialisiert*:
  Ca. 40 % der Szenen werden humorisiert oder „lustig“ dargestellt.
- Gewalt wird *nicht korrigiert*:
  Weniger als 5 % strahlen in irgendeiner Form ein Statement gegen Gewalt aus.

Diese mediale Aufbereitung von Gewaltdarstellungen fördert das Lernen und Imitieren von aggressivem Verhalten. Gewalt ist im Kern *gelerntes* Verhalten und ob Verhalten imitiert wird, hängt wesentlich davon ab, wie es modelliert wird und welche Konsequenzen darauf folgen (Petermann & Koglin, 2015). Bekannt ist dies seit Albert Banduras Bobo-Doll-Studie in den 60er-Jahren. Vier- bis fünfjährige Kinder sahen einen Film, in dem eine erwachsene Person („Rocky") sich gegenüber einer großen Plastikpuppe namens „Bobo" aggressiv verhält (schlagen, treten, beschimpfen etc.). Der Film endete in drei verschiedenen Versionen: 1) Eine zweite Person kommt hinzu, die das aggressive Verhalten von Rocky lobt und belohnt. 2) Eine zweite Person kommt hinzu, die das aggressive Verhalten von Rocky tadelt und bestraft. 3) Keine zweite Person kommt hinzu und das Geschehen bleibt unkommentiert. Unmittelbar nach der Filmexposition wurden die Kinder in einen Raum geführt mit den gleichen Gegenständen, welche im Film dargestellt waren. Es zeigte sich, dass die Kinder in Abhängigkeit der drei Versuchsbedingungen das zuvor gesehene aggressive Verhalten unterschiedlich stark imitierten. Kinder aus der Belohnungsbedingung zeigten gegenüber der Puppe eine signifikant höhere Gewaltbereitschaft als Kinder der beiden anderen Gruppen. Interessant ist ferner, dass diese Gruppenunterschiede verschwanden, sobald den Kindern für jede Handlung aus dem Film, an die sie sich erinnern und die sie nachahmen konnten, eine Belohnung in Aussicht gestellt wurde. Unabhängig von der Experimentalbedingung verstärkte dies die Nachahmungsrate der Kinder markant (Bandura, 1965). Diese frühe Untersuchung verdeutlicht die Bedeutung von Konsequenzen, die auf aggressives Verhalten (auf das eigene oder auf dasjenige eines Modells) folgen, in Bezug auf die Auftretenswahrscheinlichkeit von künftigem aggressivem Verhalten. Der Anstieg aggressiven Verhaltens durch Mediennutzung kann vor diesem Hintergrund dadurch erklärt werden, dass Kindern eine aggressionsbejahende Haltung vermittelt wird, die körperliche Aggression bagatellisiert, legitimiert oder gar glorifiziert. Vieles, was nach dem Gewaltverständnis von Kindern problematisch wäre, bekommen sie in den Medien im Allgemeinen nicht zu sehen und dies begünstigt die Integration gewaltaffiner Einstellungen und aggressiver Verhaltensweisen in das eigene Handlungsrepertoire. Dabei hat eine Meta-Analyse gezeigt, dass Action-Trickfilme bei jüngeren Kindern sogar stärker mit aggressivem Verhalten zusammenhängen als realitätsnähere Action-Sendungen, was die weitläufige Meinung entkräftet, Animationsfilme seien wegen ihres artifiziellen Charakters harmloser (Paik & Comstock, 1994; siehe auch Colman et al., 2014).

Untersuchungen mit Kindern und Jugendlichen untermauern, dass das längerfristige Rezipieren von medialer Gewalt durch Fernsehen und Computerspiele gewaltbefürwortende Einstellungen (gemessen mit Fragen wie z. B. „Findest du Waffen cool?") fördern kann (Funk, Baldacci, Pasold, & Baumgardner, 2004). Eine deutsche Längsschnittstudie untersuchte den Zusammenhang zwischen der

Nutzung von aggressiven Computerspielen und der Gewalttoleranz bei rund 300 Jugendlichen im Alter von 13 bis 16 Jahren (Möller & Krahé, 2009). Interessanterweise konnte diese Untersuchung darlegen, dass die häufige Nutzung von Computerspielen mit Gewaltinhalt zum ersten Messzeitpunkt die Tendenz zu körperlichen Aggressionen 30 Monate später vorhersagt, jedoch nicht umgekehrt. Diese Ergebnisse sprechen damit für die *Sozialisationshypothese* (Gewaltexposition in Videospielen können Nutzer aggressiv machen) und weniger für die *Selektionshypothese* (aggressive Personen werden stärker von diesen Angeboten angezogen). Außerdem fand die Studie, dass gewaltaffine normative Überzeugungen (Bejahung der Gewalt als akzeptiertes Mittel in sozialen Interaktionen) und eine hostile Attributionsverzerrung (Tendenz, das Verhalten anderer als Ausdruck bösartiger Intentionen zu interpretieren) die Effekte von den Videospielen auf das aggressive Verhalten erklärten. Diese Befunde entsprechen der *Skripttheorie* (Huesmann, 1988), welche davon ausgeht, dass bereits Kinder in Abhängigkeit ihrer Lerngeschichte (durch direkte oder stellvertretende Erfahrung im Sinne des *Modelllernens*) aggressionsbefürwortende Skripts (kognitive Schemata) entwickeln. Kinder, die häufig Gewalt ausgesetzt sind, erwerben Skripts, die gewalttätiges Verhalten als legitime Problemlösestrategie anbieten. Es gibt wissenschaftliche Belege, dass gewalthaltige Medieninhalte substanziell dazu beitragen, solche gewaltbejahenden Skripts zu akquirieren oder bestehende zu aktivieren bzw. zu festigen. Skripts, die durch Medienkonsum häufiger nachvollzogen werden, sind im Gedächtnis von Kindern besser verankert und schneller zugänglich. So können sie in realen Konfliktsituationen zunehmend automatisiert abgerufen und handlungsleitend werden (Bushman & Huesmann, 2006).

Eine weitere Theorie zur Erklärung der Folgen von gewalthaltigem Medienmaterial ist die *Desensibilisierungshypothese*. Sie postuliert, dass chronischer Konsum den Nutzer durch Habituationsprozesse emotional und physiologisch abstumpft. Der Kenntnisstand zu dieser Theorie ist wissenschaftlich gut etabliert. Eine Vielzahl an Studien hat gezeigt, dass dauerhafter Medienkonsum den Rezipienten desensibilisieren, das heisst, dass das emotionale und physiologische Erregungspotenzial angesichts anfänglich als unangenehm wahrgenommener Inhalte über die Zeit hinweg abnimmt. Bemerkenswert sind die Befunde von Fanti, Vanman, Henrich und Avraamides (2009), dass eine emotionale „Betäubung" durchschnittlich bereits nach neun kurzen Gewaltszenen à 2 min auftritt. Allerdings ist der kurvilineare Verlauf der Desensibilisierung aufschlussreich. Zunächst induzierten die Szenen bei den Versuchsteilnehmern sehr wohl eine gewisse Aversion. Nach fünf Szenen war ihre Abneigung gegen die Videos am höchsten und das Mitleid für die gezeigten Gewaltopfer maximal. Danach jedoch schätzten sie die Szenen weniger negativ ein und ihr Mitleid für die Opfer sank signifikant.

Ferner wurden Desensibilisierungsprozesse auch auf der subliminalen Ebene repliziert. Erstens wies eine Studie nach, dass junge (männliche) Erwachsene, die häufig Gewaltspiele am Computer spielten, verglichen mit „Wenig-Spielern" in Reaktion auf Gewaltszenen im EEG reduzierte P300-Amplituden in ereigniskorrelierten Potenzialen aufwiesen. Diese reduzierten Amplituden sind ein biologischer Marker für die geschwächte Aktivierung des aversiven Motivationssystems, das mit Vermeidungsverhalten (hier: gegenüber den Gewaltszenen) einhergeht. Dieses auffällige neurologische Muster konnte darüber hinaus die Stärke der aggressiven Tendenzen in einem Spiel gegenüber dem Spielgegner voraussagen (Bartholow, Bushman, & Sestir, 2006). Zweitens zeigten Bluemke, Friedrich und Zumbach (2010) in einer Experimentalstudie, dass ein Gewaltspiel („Soldaten erschießen") einen signifikant höheren Anstieg im impliziten aggressiven Selbstkonzept induzierte als neutrale, gewaltfreie Spielen („Sonnenblumen tränken" oder „Farben sortieren"). Das aggressive Selbstkonzept wurde mit einem impliziten Assoziationstest erfasst; die Latenzzeit in den Reaktionen auf die Kombinationen der Attribute *aggressiv* resp. *friedlich* zu den Kategorien *ich* resp. *andere* wurde als Indikator für das aggressive Selbstkonzept der Person herangezogen. Untersuchungen wie diese belegen, dass sich die Gewöhnung an Gewalt durch mediale Exposition und die Integration aggressiver Neigungen in das Selbstkonzept nicht ausschließlich auf der expliziten Bewusstseinsebene abspielt, sondern auch auf einer vorbewussten, impliziten Ebene manifestiert ist.

Merksätze

1. Aggressive Fernsehsendungen und Computerspiele sind Risikofaktoren für erhöhte Aggressivität und Gewaltdelikte im Kindes- und Jugendalter. Wenn auch statistisch nicht sehr stark, so sind die Effekte mehrfach und international repliziert.
2. Die mediale Aufbereitung von Gewaltdarstellungen fördert das Lernen und Imitieren von aggressivem Verhalten bei Kindern und Jugendlichen durch die Bagatellisierung und Idealisierung von Gewalt.
3. Mechanismen der Skripttheorie und der Lerntheorie sowie Desensibilisierungseffekte können diese Befunde theoretisch erklären und sind wissenschaftlich auch mit objektiven Maßen belegt.
4. Mediale Gewaltexposition ist jedoch weder notwendige noch hinreichende Bedingung für Gewaltverhalten.

Machen neue Medien süchtig? 2

2.1 Das Suchtpotenzial neuer Medien

Die Frage, ob neue Medien abhängig machen, ist unter dem Schlagwort *Mediensucht* (oder *Onlinesucht* resp. *Internetsucht*) ein prominenter Gegenstand öffentlicher Diskussionen. Durch ihren vielfach stimulierenden Charakter ist neuen Medien ein Suchtpotenzial immanent. Insbesondere für die Risikogruppe der Jugendlichen sind beispielsweise soziale Online-Plattformen hochgradig reizvoll, weil Kontakte geknüpft und Gemeinschaften gebildet werden und damit primäre Bedürfnisse wie soziale Zugehörigkeit, Anschluss und Anerkennung befriedigt werden, was im analogen Leben nicht immer so mühelos gelingt. Das jüngste Review, welches die aufkommende Forschung bezüglich Facebook-Nutzung von Jugendlichen zusammenfasst, bestätigt diese Sichtweise (Ryan, Chester, Reece, & Xenos, 2014). Damit erstaunen aktuelle Statistiken aus der Schweiz und aus Deutschland nicht, wonach drei Viertel der Jugendlichen im Alter zwischen 12 und 19 Jahren über ein Facebook-Profil verfügen (Feierabend, Karg, & Rathgeb, 2014; Willemse, Waller, Süss, Genner, & Huber, 2014).

Ferner scheinen viele Jugendliche emotionale Probleme und Stress in Computerspielen leichter überwinden zu können. Die Nutzer von Computerspielen erleben schnell und unkompliziert, wie es sich anfühlt, ein Held zu sein. Das Hineinversetzen in die Spielfigur beschränkt sich nicht auf das Lenken eines digitalen Stellvertreters, sondern bezieht den Spieler so stark mit ein, dass das Gefühl entsteht, er würde es selbst sein, der auf dem Bildschirm agiert. Gemäß Studienbefunden hängt die Höhe der Suchtgefährdung wesentlich vom Grad der Interaktivität der Online-Beschäftigung ab, weil komplexen interaktiven Tätigkeiten das Potenzial für rauschhaftes *Flow-Erleben* (als beglückend erlebter Zustand völliger Vertiefung und Absorption in einer Tätigkeit) anhaften (Leung, 2004).

M. Zemp, G. Bodenmann, *Neue Medien und kindliche Entwicklung,* essentials,
DOI 10.1007/978-3-658-11150-2_2

Diese Sogwirkung der permanenten Stimulierung hat auch in der Filmindustrie Einzug gehalten. Sorgfältige Inhaltsanalysen von 13'000 Filmen der letzten hundert Jahre haben ergeben, dass die durchschnittliche Dauer der Filmszenen in der jüngeren Zeit immer kürzer wurden. Heute bedient die Unterhaltungsfilmindustrie die Zuschauer mit Filmszenen von durchschnittlich weniger als 5 s (Cutting, DeLong, & Brunick, 2011). Damit ist ihr die volle Aufmerksamkeit von Kindern zugesichert. Eine ältere Studie mit 3- bis 5-jährigen Kindern konnte experimentell zeigen, dass die Wahrscheinlichkeit, dass ein Kind vom Fernseher wieder wegschaut, 1 s nach dem ersten Blick auf den Bildschirm am höchsten ist. Danach steigt die Wahrscheinlichkeit, dass sein Blick auf dem Filmgeschehen bleibt, sukzessive mit jedem 3-Sekundenintervall an. Wenn das Kind den Fernsehapparat einmal 15 s fixiert hat, lässt es ihm die ungeteilte Aufmerksamkeit zukommen und ist resistent gegenüber experimentellen audiovisuellen Distraktoren (Anderson, Choi, & Lorch, 1987).

Letztlich haben alle digitalen Angebote eine psychologisch relevante Gemeinsamkeit: Erfolge sind stets in greifbarer Nähe, die Belohnungen sind vielversprechend und das mediale Erlebnis gestaltet sich hoch spannend und verlockend. Neue Medien bergen mit ihrer hohen Ereignisdichte eine unerschöpfliche Quelle an Gratifikation und Stimulation. Der aktuelle Erkenntnisstand unter Berücksichtigung des neuropsychologischen Forschungsfundus weist darauf hin, dass dieser stimulierende und belohnende Charakter der virtuellen Welt der wohl bedeutungsvollste Umstand ist, wieso ein selbstbestimmter und ausgewogener Umgang mit neuen Medien insbesondere für Kinder und Jugendliche erschwert ist (z. B. Klasen, Weber, Kircher, Mathiak, & Mathiak, 2012; Koepp et al., 1998).

2.2 Internetabhängigkeit

Im englischen Sprachraum wurde der Begriff *Internet Addiction Disorder* vor knapp 20 Jahren durch die Wissenschaftlerin Kimberly Young (1998) in die Fachliteratur eingeführt. Sie lieferte entscheidende Impulse, die Internetabhängigkeit als eigenständiges klinisches Bild zu etablieren und machte geltend, dass Internetnutzer vergleichbar abhängig werden können vom Online-Sein wie andere Patienten von psychotropen Substanzen (Drogen und Alkohol). Damit gehören die bekannten Kardinalsymptome von (substanzgebundenen) Süchten in analoger Weise auch zur Entität der (substanzungebundenen) Onlinesucht (siehe Kasten).

Symptome der Internetsucht (in Anlehnung an Beard & Wolf, 2001)

- *Exzessiver Gebrauch*: andauernde Beschäftigung mit dem Internet; das Online-Sein wird zur dominierenden Tätigkeit des alltäglichen Lebens
- *Kontrollverlust*: Verlust der Kontrolle über den Konsum; unbezwingbarer Drang; erfolglose Versuche, die Nutzung zu kontrollieren oder einzuschränken; längere Internetzeiten als intendiert
- *Entzugserscheinungen*: Gereiztheit; Ruhelosigkeit; Launenhaftigkeit; Nervosität; keine körperlichen Entzugssymptome im Sinne eines Medikamentenentzugs, da die psychoaktive Substanz fehlt, die körperlich abhängig macht
- *Toleranzentwicklung*: Verhaltensdosis muss schrittweise ausgedehnt werden, um noch eine Befriedigung zu erlangen; Erhöhung der Nutzungsintensität
- *Einengung*: zunehmende Einschränkung des Denkens und Verhaltens auf den Medienkonsum; fortschreitende Vernachlässigung von Offline-Aktivitäten und sozialer Rückzug; Fortsetzung des Verhaltens trotz des Wissens um negative Konsequenzen im schulischen, beruflichen und sozialen Bereich

Wenngleich zunehmend anerkannt als ernstzunehmendes gesellschaftliches Problem, wird Onlinesucht immer noch kontrovers diskutiert und über die nosologische Einordnung sind sich Experten bislang nicht einig. Gegenwärtig hat sich Onlinesucht noch nicht als eigenständige Suchtform mit Störungswert durchgesetzt, im Fachdiskurs ist jedoch ein Trend in diese Richtung bemerkbar. Die American Psychiatric Association (APA) hat im Appendix der 2013 erschienenen 5. Revision des DSM die *Internet Gaming Disorder* als Forschungsdiagnose unter „empfohlen für weitere Untersuchungen" aufgenommen. Die ICD-10 der Weltgesundheitsorganisation WHO berücksichtigt derzeit lediglich die psychiatrische Diagnose des pathologischen Glücksspiels, soll aber in der in den nächsten Jahren erscheinenden 11. Überarbeitung eine Sammelkategorie „Weitere Verhaltenssüchte" einführen, in die auch *Internet Gaming Addiction* fällt (Müller & Wölfling, 2011).

Wenn auch unweit von der formalen Anerkennung in den wichtigen Klassifikationssystemen für psychische Störungen entfernt, ist hier eine eklatante Kluft zwischen Nosologie und Praxis feststellbar. In der klinischen Praxis ist die komplexe Suchtproblematik längst eine bekannte Realität. In aller Regel ist sie verbunden mit einem hohen psychischen Leidensdruck bei den Betroffenen und in vielen

Fällen mit behandlungsbedürftigen Komorbiditäten (Angststörungen, Alkoholkonsum, Substanzabhängigkeit, Essstörungen, Depressionen etc.), die nicht selten auch einen stationären Aufenthalt erfordern. Beispielsweise ist wissenschaftlich erwiesen, dass 13- bis 18-jährige Jugendliche, die das Internet exzessiv nutzen, eine 2,5-fach erhöhte Prävalenz für Depressionen aufweisen (Lam & Peng, 2010) und ein um das Doppelte erhöhte Risiko für selbstverletzendes Verhalten im Vergleich mit der Allgemeinbevölkerung (Lam, Peng, Mai, & Jing, 2009).

Zu den wichtigsten Risikofaktoren (resp. notwendigen Bedingungen) für Internetsucht gehören die unbegrenzte Internet-Verfügbarkeit und ein leichter Zugang zu elektronischen Geräten. Beides ist in modernen Industrieländern gegeben, wenn man die weitgehende Vollversorgung der Anbindung ans Internet bedenkt und den Umstand, dass Smartphones mit Internetzugang zunehmend zur obligaten digitalen Grundausstattung von Jugendlichen gehören. Gemäß aktuellen und repräsentativen Daten der JAMES-Studie ist der Anteil an Smartphone-Nutzern bei Schweizer Jugendlichen in den letzten Jahren frappant gewachsen: Berichteten im Jahr 2010 noch knapp die Hälfte der Jugendlichen, ein Smartphone zu besitzen, verfügten 2012 bereits vier von fünf Jugendlichen (79 %) und 2014 bereits mehr als 95 % über ein Smartphone (Willemse et al., 2014). In Deutschland sind die Smartphone-Statistiken ebenfalls steigend, jedoch im Vergleich zur Schweiz tiefer: 2010 besaßen 14 % der deutschen Jugendlichen ein Smartphone, 2012 waren es 47 % und 2014 bereits 88 % (Feierabend et al., 2014). Dabei mangelt es Jugendlichen auch ohne Smartphones nicht an Internetzugang: 99 % der Schweizer Haushalte und 97 % der deutschen Haushalte, in denen Jugendliche leben, sind mit Computer oder Laptop mit Internetanschluss ausgerüstet (Willemse et al., 2014). Auf der Grundlage internationaler bevölkerungsrepräsentativer Prävalenzstudien zur Internetabhängigkeit muss gegenwärtig davon ausgegangen werden, dass zwischen 1 und 4 % der Jugendlichen davon betroffen sind (Rehbein, Mößle, Arnaud, & Rumpf, 2013). Die Dunkelziffer für eine dysfunktionale oder exzessive Nutzung dürfte aber alarmierend höher liegen; laut einer Studie des deutschen Bundesministeriums für Gesundheit sind 13,6 % der 14- bis 24-Jährigen problematische Internetnutzer (Rumpf, Meyer, Kreuzer, & John, 2011).

2.3 Erkennung von Frühwarnsignalen

Ungeachtet dessen, ob es sich bei Onlinesucht bereits um ein diagnostizierbares Syndrom handelt, ist es von hoher Relevanz, dass Eltern und Professionelle Warnsignale für eine inadäquate Nutzung früh erkennen. Es gibt keine klare Grenze zwischen unauffälligem und problematischem Nutzen neuer Medien. Wenn aber reale

Bedürfnisse (Erfolgserlebnisse, soziale Kontakte etc.) zunehmend in der virtuellen Welt zu befriedigen versucht werden, ist der Medienkonsum bedenklich. Die wichtigsten Hinweise dafür sind gemäß Experten der Berner Gesundheit (2014):

- Der Alltag wird um den Medienkonsum herum geplant
- Dem Nutzer gelingt es nicht, die Häufigkeit und Dauer des Konsums selbstbestimmt zu regulieren; Unterbrechen geht nur mit großer Mühe
- Mit der Mediennutzung wird bezweckt, negative Gefühle zu regulieren oder Probleme zu vergessen
- Rückzug von Familie und Freunden; frühere Hobbys und Interessen werden vernachlässigt
- Demotivation bezüglich Schule; Leistungsabfall
- Verzerrter Tag-Nacht-Rhythmus; Müdigkeit/Schläfrigkeit tagsüber
- Gereizte oder aggressive Reaktionen auf Einschränkungen bei der Nutzung.

Merksätze

1. Neue digitale Medien sind hochgradig verlockend für Kinder und Jugendliche. Mit ihrem unermesslichen Unterhaltungspotenzial ist ihnen ein Abhängigkeitspotenzial inhärent.
2. Onlinesucht ist in den etablierten Klassifikationssystemen für psychische Störungen noch nicht als eigenständige Diagnose anerkannt. Gegenwärtig wird eine nosologische Klassifikation als substanzungebundene Suchtform diskutiert.
3. Aus Forschung und Praxis ist hinreichend dokumentiert, dass Internetnutzer von der virtuellen Welt vergleichbar abhängig werden können wie Patienten von psychotropen Substanzen.
4. Mit der flächendenkenden Internetverfügbarkeit und den mobilen Geräten mit Internetzugang müssen in modernen Gesellschaften zwei wesentliche Risikofaktoren für eine Onlinesucht zunehmend als gegeben angesehen werden.
5. Der frühzeitigen Erkennung einer dysfunktionalen Mediennutzung kommt eine eminente Bedeutung zu.

3 Machen neue Medien dumm?

Wissenschaftlich betrachtet ist ein negativer Zusammenhang zwischen Fernseh- resp. Computernutzung und Schulerfolg (in Studien mehrheitlich operationalisiert durch den höchsten Bildungsabschluss) hinreichend belegt. Die eindrückliche Längsschnittstudie von Hancox, Milne und Poulton (2005) hat rund 1'000 Kinder von Geburt bis zum Alter von 26 Jahren untersucht und konnte zeigen, dass der Fernsehkonsum im Kindes- und Jugendalter ein hochsignifikanter Prädiktor für den Bildungsabschluss mit 26 Jahren darstellt. Die durchschnittliche Konsumzeit hing positiv mit vorzeitigem Schulabbruch und negativ mit dem Erreichen eines Universitätsabschlusses zusammen, auch unter statistischer Berücksichtigung von Intelligenzquotient, sozioökonomischem Status sowie Geschlecht der Kinder. Das Risiko, dass die Jugendlichen die Schule ohne Abschluss verließen, erhöhte sich um das rund 1,5-fache, wenn sie in der Kindheit durchschnittlich über drei Stunden pro Wochentag fernsahen.

Ein anderes längsschnittliches Forschungsprojekt mit 1'800 Kindern untersuchte die Effekte des Fernsehkonsums im Frühkindesalter auf die spätere Entwicklung der elementaren kognitiven Fähigkeiten (Zimmerman & Christakis, 2005). Unter Kontrolle von wichtigen Konfundierungsvariablen (Intelligenzquotient und frühkindliche kognitive Stimulation durch die Eltern) zeigte sich, dass jede zusätzliche Stunde Fernsehen pro Wochentag bei Kindern unter 3 Jahren einen eigenständigen signifikanten Effekt auf die späteren Leistungen des Kindes im Lesen, in der Mathematik und im Kurzzeitgedächtnis zur Folge hatte. Diese Befunde wurden durch Studien aus dem deutschen Sprachraum bestätigt. Beispielsweise berichteten Ennemoser und Schneider (2007), dass die durchschnittliche Zeit, welche Kinder Fernsehunterhaltungsprogramme schauten, signifikant negativ mit ihren Lesefertigkeiten 4 Jahre später korrelierte. Eine mögliche Erklärung für die Leistungseinbußen ist, dass Kinder und Jugendliche infolge übermäßiger Mediennutzung die schulische Aufgabenbewältigung derart vernachlässigen, dass als direkte Konsequenz eine negative

M. Zemp, G. Bodenmann, *Neue Medien und kindliche Entwicklung,* essentials,
DOI 10.1007/978-3-658-11150-2_3

Schulleistung folgt. Es ist zu vermuten, dass ein exzessiver Medienkonsum andere Freizeitaktivitäten (Lesen, kreative Betätigungen, Sport, Sozialkontakte) verdrängt, die für eine gesunde kognitive Entwicklung maßgebend sind.

3.1 Apparate im Kinderzimmer

Die Forschung hat gezeigt, dass mit der Verfügbarkeit eines eigenen Bildschirmmediums (Fernsehapparat oder Spielkonsole) im Zimmer des Kindes der tägliche Konsum drastisch ansteigt und dies negative Folgen auf die späteren Schulleistungen haben kann. Mößle, Kleimann, Rehbein und Pfeiffer (2010) haben die Schulleistungen von über 20'000 deutschen Schülerinnen und Schülern verglichen und fanden, dass lediglich diejenigen Schülerinnen und Schüler in ihren Schulleistungen (fächerübergreifend) statistisch bedeutend vom Klassenmittelwert abfielen, welche freien Zugang zu einem Fernsehapparat oder einer Spielkonsole in ihrem Zimmer hatten.

Ein möglicher Mediator dieses Effekts ist reduzierter resp. dysregulierter Schlaf. Eine meta-analytische Studie fasste zusammen, dass das Vorhandensein eines Bildschirmmediums im Schlafzimmer von Kindern gravierende Effekte auf die Schlafqualität (z. B. Schlafstörungen, Parasomnien) und -quantität (z. B. weniger Bett- und Schlafzeiten, späteres Einschlafen) hat (Cain & Gradisar, 2010). Dies erscheint besorgniserregend, wenn man bedenkt, dass einer repräsentativen amerikanischen Studie zufolge bereits über 40 % der 5-jährigen Kinder einen Fernseher im Kinderzimmer haben (Mistry, Minkovitz, Strobino, & Borzekowski, 2007). In der Schweiz besitzt etwa die Hälfte der 16-jährigen Kinder einen Computer mit Internetanschluss im Schlafzimmer (Steiner & Goldoni, 2011). Mit den aktuellen Zahlen zur Smartphone-Nutzung bei Jugendlichen (vgl. S. 12) erhält diese Thematik eine neue Brisanz. Durch Smartphones verfügen gegenwärtig rund 90 % der 12- bis 19-Jährigen in der Schweiz und in Deutschland über Internetzugang im eigenen Zimmer (Feierabend, Karg, & Rathgeb, 2014; Willemse, Waller, Süss, Genner, & Huber, 2014).

3.2 Unterhaltungsfernsehen und kindliche Aufmerksamkeit

Neben der Häufigkeit der Mediennutzung entscheidet der Medieninhalt über mögliche Konsequenzen auf die kindlichen Schulleistungen. Den edukativen Fernsehsendungen und kognitiv anregenden Computerspielen (vgl. Kap. 5) stehen

Unterhaltungsformate (Trick- und Actionfilme, Soaps, Fiction etc.) gegenüber, welche sich, wenn überdurchschnittlich rezipiert, in Studien als Risikofaktor für Schulunlust und Schulprobleme herausgestellt haben (z. B. Ennemoser & Schneider, 2007). Zu bedenken ist, dass 3- bis 13-jährige Kinder einer deutschen Studie von Feierabend und Klingler (2006) zufolge nur rund 14 % der gesamten Fernsehzeit informative Inhalte nutzen und die restliche Zeit ins Unterhaltungsgenre fällt. Einige Autoren gehen davon aus, dass die permanente Berieselung und Stimulierung durch Unterhaltungsprogramme der kindlichen Aufmerksamkeitsleistung abträglich sind, was sich seinerseits in Schulproblemen manifestiert. Gemäß dieser Theorie haben die hektische Szenerie, die vielen Bildwechsel und die stark emotional und physiologisch erregenden Formate möglicherweise ungünstige Auswirkungen auf bestimmte Regionen des reifenden Gehirns, welche negativ mit der Entwicklung der Aufmerksamkeits- und Konzentrationsfähigkeit interferieren (Ennemoser, Schiffer, Reinsch, & Schneider, 2003).

Einige empirische Befunde untermauern diesen Erklärungsmechanismus; Längsschnittstudien bestätigen die Häufigkeit der Mediennutzung (Unterhaltungsfernsehen, Computerspiele) bei Kindern als Prädiktoren für später auftretende Aufmerksamkeitsprobleme (Gentile, Swing, Lim, & Khoo, 2012; Swing, Gentile, Anderson, & Walsh, 2010). Johnson und Mitautoren (2007) stellten auf der Grundlage von Daten aus 678 amerikanischen Familien fest, dass die Häufigkeit des Fernsehkonsums mit 14 Jahren Aufmerksamkeitsprobleme, Schwierigkeiten bei den Hausaufgaben und negative Einstellungen gegenüber der Schule zwei Jahre später voraussagen konnte, was wiederum zu gravierenden Leistungseinbußen im Alter von 22 Jahren beitrug. Diese drei Indikatoren (Aufmerksamkeitsprobleme, Hausaufgaben, schulbezogene Einstellungen) mediierten den Zusammenhang zwischen Fernsehzeit und Schulleistungsschwächen und erklärten zusammen mehr als 50 % der Varianz in den Leistungseinbußen. Unter Berücksichtigung dieser Erkenntnisse wird die Frage evident, ob die Nutzung digitaler Medien einen Risikofaktor für die Aufmerksamkeitsdefizit-/Hyperaktivitätsstörung (ADHS) darstellt (siehe nächstes Kapitel).

Merksätze

1. Der Einfluss von übermäßigem Fernseh- und Computerkonsum auf die kindlichen Schulleistungen ist empirisch robust belegt.
2. Mit dem Zugang zu einem Bildschirmmedium im eigenen Zimmer steigt die tägliche Konsumzeit von Kindern und Jugendlichen signifikant, was mit Schlafstörungen und Leistungseinbußen in der Schule einhergehen kann. Mit den aktuellen Statistiken zur Smartphone-Nutzung bei Jugendlichen erhält diese Problematik eine neue Brisanz.
3. Qualitativ hochwertige Längsschnittstudien bestätigen, dass Unterhaltungsformate die kindliche Aufmerksamkeitsleistung längerfristig beeinträchtigen können.

4 Machen neue Medien hyperaktiv?

Während zahlreiche Untersuchungen auf den Zusammenhang von Mediennutzung mit subsyndromalen Aufmerksamkeitsproblemen hindeuten, ist die Befundlage im Kontext der ADHS-Ätiologie weitaus inkonsistenter und spärlicher, was zu einem kontroversen Fachdiskurs geführt hat. Eine Studie zeigte, dass die durchschnittliche Zeit, die ein unter 3-jähriges Kind vor dem Fernsehen verbringt, einen signifikanten Effekt auf das Vorhandensein von Aufmerksamkeitsproblemen (Erreichen des Cutoff-Werts für den klinisch auffälligen Bereich) im Alter von 7 Jahren hat (Christakis, Zimmerman, DiGiuseppe, & McCarty, 2004). Die Resultate deuten darauf hin, dass mit der Zunahme einer Standardabweichung in der Anzahl Fernstehstunden im Frühkindesalter das Risiko für später auftretende Aufmerksamkeitsprobleme um 28 % zunimmt. Diese Untersuchung wurde durch Stevens und Mulsow (2006) kritisiert, welche die Ansicht vertreten, dass die Nutzung elektronischer Medien nur unbedeutend mit der Pathogenese von ADHS zusammenhängt. In ihrer Replikationsstudie erwies sich der Fernsehkonsum von Kindern als schwacher Prädiktor für spätere ADHS-Symptome. Allerdings untersuchte diese Studie keine durch Fachpersonen diagnostizierten Kinder, sondern berief sich auf die Einschätzung der Aufmerksamkeitsprobleme durch die Lehrpersonen und Eltern. Eine deutsche Querschnittsuntersuchung mit rund 700 Eltern von Kindern im Vorschulalter fand signifikante Zusammenhänge zwischen der Nutzung von Fernseher und Videospielkonsole, nicht aber des Computers, und kindlichen Schlafstörungen, Aufmerksamkeitsproblemen sowie aggressivem Verhalten und anderen Verhaltensauffälligkeiten. Die tägliche Fernseh- und Videospielnutzung konnte dabei das Vorliegen eines ADHS bei den Kindern voraussagen, jedoch persistierte dieses Resultat nicht, wenn andere wichtige Kontrollvariablen (z. B. elterliches Erziehungsverhalten) berücksichtigt wurden (Maaß, Hahlweg, Heinrichs, Kuschel, & Döpfner, 2010).

M. Zemp, G. Bodenmann, *Neue Medien und kindliche Entwicklung,* essentials,
DOI 10.1007/978-3-658-11150-2_4

Ein Teil dieser Stichprobe (262 Familien) wurde längsschnittlich über 5 Jahre weiterverfolgt (Maaß, Hahlweg, Naumann, Bertram, Heinrichs, & Kuschel, 2010). Die Autoren fanden mittels Berechnungen der relativen Risiko-Indizes, dass eine erhöhte Fernseh-/Videofilmnutzung (≥ 2 h täglich) zum ersten Messzeitpunkt die Wahrscheinlichkeit für eine ADHS-Diagnose ein Jahr später auf das Doppelte erhöhte und für eine Diagnose 3 Jahre später sogar auf das rund Vierfache. Die Mediennutzung blieb auch dann ein signifikanter Prädiktor für Aufmerksamkeitsstörungen, wenn wichtige Kontrollvariablen wie Alter, Geschlecht, Intelligenzquotient und mütterliches Erziehungsverhalten in den Regressionsanalysen kontrolliert wurden. Die simultane Analyse von multiplen Zusammenhängen im Rahmen eines Pfadmodells deutete jedoch auf ein komplexes System hin, in dem sich die frühe Mediennutzung nicht unidirektional auf spätere ADHS-Diagnosen auswirkt. In diesem Modell hatte die tägliche Mediennutzung zum ersten Messzeitpunkt keinen direkten Effekt mehr auf spätere Aufmerksamkeitsstörungen, sondern nur indirekt über (gleichzeitig) vorliegende Aufmerksamkeitsstörungen zum ersten Messzeitpunkt. Die Untersuchung zeigte, dass das Risiko für ADHS bei Kindern im Vorschulalter, welche Bildschirmmedien überdurchschnittlich (mehr als 2 h täglich) nutzten, signifikant höher lag. Jedoch ist bei der Diskussion dieser Befunde wiederum Vorsicht geboten, weil die ADHS-Diagnose ausschließlich auf der Einschätzung der Eltern basierte und es sich damit um keine durch klinische Experten abgesicherten Diagnosen handelte.

Eine der wenigen (allerdings querschnittlichen) Studien, die das Mediennutzungsverhalten bei Kindern mit professionell (durch Fachpersonen) diagnostizierten ADHS untersuchte und mit einer gesunden Kontrollgruppe verglich, kommt von Acevedo-Polakovich, Lorch und Milich (2007). Es stellte sich heraus, dass Kinder mit ADHS verglichen mit der Kontrollgruppe signifikant häufiger fernsahen. Bemerkenswerterweise verschwand dieser Effekt aber, wenn kontrolliert wurde, ob die Kinder ein eigenes Fernsehgerät im Zimmer hatten, was bei Kindern mit ADHS rund doppelt so häufig der Fall war. Die Autoren folgerten daraus, dass der auffällig hohe Fernsehkonsum bei Kindern mit ADHS möglicherweise nicht Ursache, sondern Folge der Erkrankung ist. In Familien mit betroffenen Kindern sind digitale Medien häufig ein probates Mittel der Stressreduktion (z. B. Vorbeugen von Konflikten, Erziehungsschwierigkeiten etc.). Eltern berichten oft, dass Fernsehen eine der Aktivitäten ist, welche die Aufmerksamkeit bei ihren Kindern über eine längere Zeit fesselt. Der Umstand, dass betroffene Kinder weitaus häufiger einen eigenen Apparat im Zimmer verfügbar hatten, könnte darüber hinaus eine Reaktion auf die Schlafprobleme und sozialen Schwierigkeiten mit Gleichaltrigen sein, welche bei Kindern mit ADHS vielmals vorliegen.

Zusammenfassend kann nach aktuellem Stand der Forschung die Frage nicht abschließend beantwortet werden, ob die kindliche Mediennutzung ursächlich ist für ADHS. Bislang fehlt es an Längsschnittstudien mit Kindern mit fachlich eingeschätzten Diagnosen, welche Aussagen über kausale Schlüsse legitimieren. Solange nur querschnittliche Gruppenvergleiche vorliegen, kann nicht ausgeschlossen werden, dass Eltern von betroffenen Kindern den Fernsehkonsum möglicherweise weniger einschränken, weil es eine der stressfreien Zeitfenster im Familienalltag ist.

Spannend ist der Befund einer Experimentalstudie mit 94 Kindern im Alter von 11 bis 13 Jahren. Die Kinder wurden randomisiert einer von drei Videobedingungen (einminütige Filmszenen) zugeteilt: 1) ein Konflikt eines Ehepaars (ausschließlich verbale Auseinandersetzung ohne körperliche Aggressionen), 2) eine Sequenz aus einem Actionfilm für Kinder oder 3) eine ruhige Tierszene aus einem Dokumentarfilm. Unmittelbar vor und nach der Videodarbietung wurde die kindliche Aufmerksamkeitsleistung sowie das emotionale Befinden der Kinder erfasst und zusätzlich wurde während der Filmexposition die kindliche Hautleitfähigkeit (physiologischer Stressmarker) gemessen. Die Resultate zeigten, dass der Paarkonflikt die Kinder emotional am stärksten aufwühlte, während sie die Actionszene aggressiv machte. Darüber hinaus induzierte der Actionfilm stärkere physiologische Erregung im Vergleich mit dem Paarkonflikt und dem Naturfilm. Bemerkenswert war aber hauptsächlich der Befund, dass die Konfliktszene die Aufmerksamkeitsleistung der Kinder stärker beeinträchtigte als der Actionfilm (Zemp, Bodenmann, & Beach, 2014). Diese Studie deutet darauf hin, dass die familiären Risikofaktoren der nicht-virtuellen Welt immer noch gewichtiger sind für das kindliche Befinden als die medialen und digitalen Gefahren (Zemp & Bodenmann, 2015). Unter Bezugnahme auf die starke Betonung der genetischen und neurobiologischen Aspekte von ADHS erscheint es notwendig, dass in der diagnostischen Abklärung auch danach gefragt wird, ob familiäre Umstände (d. h. zum Beispiel Paarkonflikte oder unregulierter Medienkonsum) bestehen, unter denen das Kind nicht zur Ruhe kommen kann.

Merksätze

1. Defizitäre Aufmerksamkeitsleistungen können für die negativen Folgen von Medienkonsum auf die kindlichen Schulleistungen verantwortlich sein.
2. Die Rolle neuer Medien in der Pathogenese von ADHS bei Kindern ist jedoch weniger konsistent und wird kontrovers diskutiert. Bislang mangelt es an längsschnittlichen Untersuchungen, welche Aussagen zu Entwicklungsverläufen rechtfertigen.

5 Positive Effekte von neuen Medien auf Kinder und Jugendliche

Während die potenziellen Gefahren von neuen Medien auf Kinder und Jugendliche gemeinhin im Fokus der medialen Berichterstattung sind, erfahren deren positive Aspekte weniger öffentliche Aufmerksamkeit. Für einen differenzierten Blick auf die Folgen neuer Medien für die kindliche Entwicklung sind allerdings empirische Befunde zu berücksichtigen, die auf die Rolle des Medieninhalts hinweisen. Es wird zunehmend untersucht, welche Fernsehprogramme die kindliche Entwicklung positiv beeinflussen können und ob computer- bzw. internetgestütztes Lernmaterial gegenüber klassischen Lernformaten einen didaktischen Mehrwert aufweisen.

5.1 Edukative und prosoziale Fernsehprogramme

Edukative und prosoziale Fernsehprogramme sind Programme mit klarem Fokus auf kognitive Anregung, pädagogisch relevante Inhalte oder Lektionen zu interpersonellen Kompetenzen (wie hilfsbereites oder kooperatives Verhalten). Ein berühmtes Beispiel hierfür ist die Fernsehserie *Sesamstraße* aus den späten 60er-Jahren für Kinder im Vorschulalter. Die Serie beinhaltet lehrreiche Puppendialoge, Realfilmbeiträge über einfache Situationen aus dem Kinderalltag und edukative Elemente. Frühere Studien haben gezeigt, dass sich diese Sendung positiv auf die kindliche Fähigkeit auswirken kann, Emotionen bei anderen zu erkennen, und die Toleranz gegenüber ethnischen Minderheiten fördert (Bogatz & Ball, 1971). Eine Experimentalstudie untersuchte, ob eine Folge der Hundeserie *Lassie* aus den 60er- und 70er-Jahren, in welcher ein Junge einem Hundewelpen half, einen Einfluss auf das Verhalten von Kindern gegenüber Welpen hat. 5- bis 6-jährige Kinder sahen entweder diese prosoziale Szene, eine neutrale Szene aus der gleichen Sendung oder eine Sequenz aus einer Comedyserie. Nach der Filmexposition wurden

M. Zemp, G. Bodenmann, *Neue Medien und kindliche Entwicklung,* essentials,
DOI 10.1007/978-3-658-11150-2_5

die Kinder in einen Raum geführt, in dem sie entweder für sich spielen konnten oder mittels einer experimentellen Manipulation die Gelegenheit bekamen, Hundewelpen zu helfen. Kinder, welche die prosoziale Szene gesehen haben, halfen den Welpen signifikant häufiger als Kinder aus den anderen beiden Experimentalgruppen (Sprafkin, Liebert, & Poulos, 1975).

Obwohl es sich hier um ältere Studien handelt, sind die Befunde doch beachtlich. Auch neuere Reviews bestätigen, dass neben der Häufigkeit und Frequenz des Fernsehkonsums von Kindern der Inhalt der Programme ausschlaggebend ist. Beispielsweise ist der negative Zusammenhang zwischen Fernsehkonsum und kindlichen Schulleistungen weniger eindeutig, wenn der Medieninhalt kontrolliert wird. Ein Forschungsreview resümierte, dass Informationsfernsehen und edukative Programme positive Auswirkungen auf die Leistungen der Kinder in der Schule haben können (Wilson, 2008). Mares und Woodard (2005) fassten 34 Studien zu den Effekten von prosozialem Fernsehen auf das kindliche Sozialverhalten mit gesamthaft rund 5'500 untersuchten Kindern zusammen. Die Meta-Analyse zieht die Bilanz, dass sich prosoziale Fernsehprogramme positiv auf die sozialen Kompetenzen von Kindern auswirken können mit Effektgrößen, die sich bemerkenswerterweise im vergleichbaren Größenbereich befinden wie die Effekte von aggressiven Medieninhalten oder diese sogar übertreffen. Es muss in diesem Zusammenhang allerdings berücksichtigt werden, dass die Dichte von prosozialen Szenen im Kinderfernsehen weitaus geringer ist (ca. 4 pro Stunde) verglichen mit Gewaltdarstellungen (ca. 14 pro Stunde). Damit bekommen Kinder Letztere durchschnittlich 3,5-mal häufiger zu sehen als prosoziales Verhalten (Wilson, 2008).

5.2 Positive Effekte von Computerspielen und computerbasiertem Lernen

Schmidt und Vandewater (2008) schlussfolgern aus der gegenwärtigen Datenlage, dass gewisse Computerspiele kognitive Fähigkeiten wie die visuell-räumliche Geschicklichkeit, die Fähigkeit zu mentalen Rotationen und Problemlösefertigkeiten nachweislich fördern können. Zum Beispiel ergab eine ältere Experimentalstudie, dass sich Kinder in einem Test zur Erfassung des räumlichen Vorstellungsvermögens signifikant verbesserten, wenn sie über sechs Wochen zweimal 5 min pro Woche ein Computerspiel spielten, das mentale Rotationen trainierte (McClurg & Chaillé, 1987). Positive Auswirkungen sind auch vom Computerspiel *Tetris* bekannt, in dem vom oberen Rand des Spielfelds herunterfallende Bausteine in 90 Grad-Winkeldrehungen rotiert und verschoben werden müssen, um eine möglichst lückenlose Wand zu bauen. Nach elf Spielen à 30 min konnten Kinder ihre Leistungen in einem (nicht computerbasierten) Test zur visuell-räumlichen Wahrnehmung im Vergleich mit einer Kontrollgruppe bedeutsam verbessern, welche ein Computerspiel ohne mentale Rotationen spielte (De Lisi & Wolford, 2002).

Angesichts der Zunahme an computer- und internetgestütztem Schulunterricht ist ferner die Frage relevant, wie lernförderlich dieser ist im Vergleich zum klassischen Unterricht ist. Eine Meta-Analyse resümierte 45 Experimentalstudien, welche herkömmliche „Face-to-Face"-Lerneinheiten entweder mit einem webbasierten Lernsetting oder „blended Learning" (Internet mit Face-to-Face-Instruktionen kombiniert) verglichen (Means, Toyama, Murphy, Bakia, & Jones, 2010). Den höchsten Lernerfolg erzielten die „blended" Lernarrangements. Die rein internetgestützten Lernprogramme waren dem klassischen Lernunterricht nicht überlegen. Diese Befunde deuten darauf hin, dass Lernen an Bildschirmmedien besonders dann effektiv ist, wenn es durch die aktive Betreuung von Fachpersonen unterstützt wird.

Eine weitere meta-analytische Untersuchung fasste 32 experimentelle Studien zusammen, die klassische Lernmethoden mit computerbasierten Lernspielprogrammen verglichen (Vogel et al., 2006). Die Resultate zeigten, dass der Wissenszuwachs bei den computerbasierten Lernprogrammen gegenüber traditionellen Lernformaten höher war, aber nur, wenn die Probanden selber durch das Programm navigieren konnten und besonders bei weiblichen Teilnehmerinnen. Des Weiteren untersuchte eine kürzlich erschienene Meta-Analyse die Effektivität von digitalen Sprachlernprogrammen auf das Erlernen von Englisch als Fremdsprache (Chiu, Kao, & Reynolds, 2012). Die Sprachlernspiele am Computer waren herkömmlichen (nicht webbasierten) Sprachkursen signifikant überlegen, insbesondere wenn die Nutzer in Abhängigkeit ihrer Performanz beim Sprachlernen in den Spielverlauf einbezogen wurden.

Bei der Interpretation dieser Meta-Analysen ist einschränkend zu berücksichtigen, dass viele der zusammengefassten Primärstudien mit jungen Erwachsenen durchgeführt wurden. Ob elektronische Medien längerfristig positive Folgen für die kognitive Entwicklung von Kindern und Jugendlichen haben, dürfte wesentlich davon abhängen, inwiefern Kinder die abstrakten Inhalte in konkrete Problemlösestrategien im Alltag transferieren können. In Anlehnung an das Modell von Fisch, Kirkorian und Anderson (2005) sind die Voraussetzungen dafür 1) das inhaltliche Verständnis, 2) eine mentale Repräsentation des Inhalts jenseits des TV-Kontexts, 3) das Erinnern der Inhalte und 4) die Erkennung der Verbindung zu neuen (realen) Anforderungen.

Merksätze

1. Edukative und prosoziale Fernsehprogramme können sich positiv auf die Schulleistungen und das Sozialverhalten von Kindern auswirken.
2. Die Medieninhalte sind ausschlaggebend: Während Unterhaltungsformate mit potenziellen negativen Konsequenzen einhergehen, können Computerspiele, welche kognitive Fertigkeiten trainieren, förderlich sein für die kindliche Entwicklung.
3. Mehrere Meta-Analysen diskutieren den Zugewinn von webbasierten Lernmethoden gegenüber dem rein klassischen Schulunterricht. Insbesondere Lernprogramme mit hohem Grad an Interaktivität und Individualisierung können didaktisch effektiv sein.

Gefahrenpotenzial eindämmen: Was Eltern und Professionelle tun können

6

6.1 Maßnahmen seitens Eltern und Erziehenden

Auf der Grundlage des aktuellen Forschungsstands muss es insgesamt als problematisch angesehen werden, wenn Kinder in der Sozialisierung mit neuen Medien allein gelassen werden. Die primären Akteure zur Eindämmung des Gefahrenpotenzials sind Eltern und Erziehungsverantwortliche, indem sie ihre Erziehungsfunktion wahrnehmen und die kindliche Mediennutzung kontrollieren und begleiten. Ungünstige Erziehung, insbesondere geringes elterliches Monitoring (=Überwachung/Informiertsein) und Laisser-faire bezüglich der medialen Aktivitäten des Kindes gehören zu den vorrangigen Risikofaktoren für eine dysfunktionale oder zu häufige Nutzung von neuen Medien (vgl. z. B. Maaß, Hahlweg, Naumann, et al., 2010). Es wurde mehrfach gezeigt, dass die konstruktive Auseinandersetzung und interessierte Begleitung der kindlichen Mediennutzung durch die Eltern die potenziell negativen Konsequenzen wirksam puffern können (Kunczik & Zipfel, 2010). Zu den präventiven Maßnahmen im Wirkbereich der Eltern gehören eine wirksame Erziehung zur Medienkompetenz (Vermittlung von Strategien, wie mit Medien selbstkontrolliert umgegangen werden kann), die Strukturierung der kindlichen Mediennutzung entsprechend dem Alter des Kindes sowie die Förderung und Aktivierung von Freizeitaktivitäten im nicht-virtuellen Alltag (Hipeli, 2014).

Im Begriff „Medienerziehung" bündeln sich alle erzieherischen Bemühungen, welche auf die Vermittlung von Medienkompetenz und einen (verantwortungs-) bewussten Umgang mit Medien abzielen. Repräsentative Elternumfragen zur Medienerziehung machen deutlich, dass es sich in vielen Familien um ein virulentes und konfliktbeladenes Thema handelt (Steiner & Goldoni, 2011). Dabei ver-

M. Zemp, G. Bodenmann, *Neue Medien und kindliche Entwicklung*, essentials,
DOI 10.1007/978-3-658-11150-2_6

anschaulichen Experimentalstudien, dass es relativ einfache und gut umsetzbare Möglichkeiten für Eltern gibt, die Wirkung von problematischen (z. B. gewaltbetonten) Inhalten auf Kinder zu beeinflussen. Beispielsweise zeigte Nathanson (2004), dass die kindliche Einschätzung in Bezug auf eine fünfminütige Gewaltszene bereits erheblich modifiziert werden kann, wenn der Versuchsleiter anschließend an die Videodarbietung die Unerwünschtheit des gewalttätigen Verhaltens betonte („Die Personen aus dem Video sind nicht cool"). Hingegen war eine eher technische Aufklärung über die Filmverarbeitung („Die Personen aus dem Video sind nur Schauspieler, die eine Rolle spielen") nicht wirksam. Es kann infolgedessen davon ausgegangen werden, dass Hinweise, welche Kinder emotional involvieren und Werturteile vermitteln (*evaluative Mediation*), effektiver sind als Aussagen über den Fiktionsgehalt oder technische Fakten (*faktische Mediation*). Dieser Befund deckt sich mit Überlegungen, dass die Förderung der Differenzierung zwischen Realität und Fiktion, welche bei der faktischen Mediation angewendet wird, alleine noch nicht gegen problematische Auswirkungen wirksam ist, wenn keine negative Bewertung damit einhergeht. Gerade jüngere Kinder können dazu tendieren, die Heldentaten nachzuahmen (insbesondere wenn idealisiert dargestellt, vgl. Kasten *„Gewaltdarstellung in Medien"* in Kap. 1.2), ungeachtet der fiktiven Charaktere der Protagonisten (Wilson, 2008).

Eine andere Studie zeigte, dass jüngere Kinder (5–8 Jahre) stärker durch kritische Kommentare und Feststellungen von Erwachsenen beeinflusst wurden, während ältere Kinder (9–12 Jahre) am meisten davon profitierten (im Sinne einer gewaltkritischen Haltung), wenn sie gefragt wurden, wie sich die Personen in der Gewaltszene fühlten, und angewiesen wurden, über deren Verhalten nachzudenken (Nathanson & Yang, 2003). Die Autoren interpretierten diese Resultate so, dass jüngere Kinder mit der Beantwortung der Fragen überfordert sein könnten, wohingegen sachliche Statements für ältere Kinder eher belehrend wirken und sie durch Fragen besser zu kritischem Überlegen aktiviert werden. Weiterhin konnte bereits die minimale Intervention, Kinder aufzufordern bei einer Gewaltszene auf die Gefühle des Opfers zu fokussieren, die Effekte des Videos auf die Gewaltbereitschaft von Jungen (nicht aber Mädchen) signifikant abschwächen. Jungen, die sich in die Perspektive des Gewaltopfers hineinversetzen sollten, beurteilten den aggressiven Akteur als weniger positiv und das Verhalten als weniger gerechtfertigt (Nathanson & Cantor, 2000). Dieses Resultat erscheint vor dem Hintergrund, dass Gewaltdarstellungen im Fernsehen oftmals keine Konsequenzen für das Opfer zeigen oder diese bagatellisieren, besonders bedeutsam.

Die umfangreiche Zusammenschau von Kunczik und Zipfel (2010) macht deutlich, dass die medienpädagogische Praxis von Eltern wesentlich vom sozioökonomischen Status und dem Bildungsstand der Eltern, der generellen Haltung in Bezug auf ihre Rolle als Erziehende sowie ihren eigenen Einstellungen zu Medien abhängt. Gemäß Untersuchungen können elterliche Maßnahmen in vier Arten unterteilt werden: 1) *restriktive Mediation* (Regulierung und Beschränkung der kindlichen Mediennutzung), 2) *aktive Mediation* (gemeinsame Auseinandersetzung mit den Medien, auf Verständigung des Kindes ausgerichtete Interventionen), 3) *Monitoring* (Überwachung und Informiertsein über die kindliche Mediennutzung) und 4) *Co-Viewing* (gemeinsame Mediennutzung der Eltern mit dem Kind ohne inhaltliche Auseinandersetzung). Unabhängig vom elterlichen Bildungsstand werden restriktive Maßnahmen insgesamt häufiger angewandt als aktive. Es kann jedoch davon ausgegangen werden, dass Letztere vor allem bei älteren Kindern nachhaltiger wirken, wenn man bedenkt, dass die völlige Abschottung vor den digitalen Verlockungen ohnedies realitätsfern ist und medienerzieherische Bemühungen vornehmlich darauf abzielen, Kindern und Jugendlichen einen selbstbestimmten Umgang mit neuen Medien zu vermitteln. In diese Richtung deuten Befunde, welche darlegen, dass die kritische Auseinandersetzung zwischen Eltern und Kindern über Medieninhalte die erfolgreichste Erziehungsstrategie ist (Nathanson, 1999).

Nach Steiner und Goldoni (2011) kontrollieren Eltern die Mediennutzung ihrer Kinder am häufigsten, indem sie anwesend sind, wenn diese im Internet sind, oder gelegentlich schauen, was sie dabei machen. Untersuchungen zur Strategie des Co-Viewings ergaben jedoch, dass diese ohne inhaltliche Auseinandersetzung mit dem Medieninhalt potenziell kontraproduktiv ist, weil Kinder dies möglicherweise als stillschweigende Akzeptanz des gezeigten Verhaltens wahrnehmen (Nathanson, 1999). Außerdem sind frühere Studien basierend auf Verhaltensbeobachtungen bemerkenswert, welche zeigen, dass Eltern (insbesondere Väter) weniger mit ihren Kindern sprechen, sich ihnen weniger zuwenden und weniger positive Gesichtsausdrücke aufweisen, wenn sie mit ihren Kindern fernsehen im Vergleich zu anderen Alltagssituationen (Brody, Stoneman, & Sanders, 1980).

Laut Steiner und Goldoni (2011) nutzen Eltern selten technische Möglichkeiten, um die Internetnutzung ihres Kindes zu reglementieren. Diese sind jedoch empfehlenswert, wenn man bedenkt, dass Eltern nicht ständig anwesend sein können, wenn Kinder im Internet surfen. In der Regel wollen und brauchen Kinder ab etwa 9 Jahren erweiterten Internetzugriff für die Schule, die Hausaufgaben und die Pflege des Freundeskreises. Hierbei sind technische Schutzfunktionen und Kindersicherungen hilfreich, welche problematische Webseiten mithilfe von Software-Filtern blockieren (vgl. Kasten). Ferner sind empirische Befunde dahingehend konsistent, dass die Mediennutzung im frühen Kindesalter (<3 Jahren) prognostisch besonders ungünstig ist (Mistry, Minkovitz, Strobino, & Borzekowski,

2007), was sich in entsprechenden ärztlichen Richtlinien der *American Academy of Pediatrics* niedergeschlagen hat.

Zusammenfassend können für Eltern die in folgender Übersicht aufgeführten Fachempfehlungen gelten. Erwiesenermaßen gelingt engagierten Eltern, die viel Zeit mit ihren Kindern verbringen, intuitiv eine angemessene Medienerziehung (Warren, Gerke, & Kelly, 2002).

Empfehlungen für Eltern

1. Informiertsein über Mediennutzung und -inhalte des Kindes
2. Interesse bekunden, im Gespräch bleiben, eigene Haltung zu Medien darlegen, angemessenes Rollenmodell sein
3. Klare Strukturierung und Reglementierung bezüglich Form, Inhalt und Dauer; verständliche und konsequente Regeln in Abhängigkeit des Alters
4. Empfohlene maximale Medienzeit pro Tag nach Alter
   - bis 3 Jahre: Medienkonsum grundsätzlich nicht empfohlen
   - 4–6 Jahre: ca. 30 Min. in Begleitung von Erwachsenen
   - 7–10 Jahre: ca. 60 Min.
   - 11–13 Jahre: ca. 90 Min.
   - ab 14 Jahre: gemeinsame Regeln vereinbaren (nicht länger als 3 Std.)
5. Ausreichend Zeit für die Kinder, um Offline-Freizeitaktivitäten zu initiieren und zu aktivieren
6. Keine Apparate/Konsolen im (Schlaf-)Zimmer der Kinder
7. WLAN (Drahtlosinternet) über Nacht ausschalten
8. Technische Sicherheitseinstellungen auf den Geräten:
   - Kinderschutz-Filtersoftware installieren
   - Kindersicherung aktivieren
   - Kinderkonto erstellen
   - Webfilterung einrichten („Whitelists“ mit zugelassenen versus „Blacklists“ mit blockierten Webseiten)
   - Zeitlimits und Zugriffszeiten reglementieren
   - ggf. Aktivitätsberichtserstattung für Eltern anfordern

   Fachkundige webbasierte Plattformen hierzu sind:
   - www.jugendschutzprogramm.de (kostenloser Download von Kinderschutz-Software vom Verein zur Förderung des Kinder- und Jugendschutzes in den Telemedien)

- www.k9webprotection.com (kostenloser Download eines Internetfilters zur Blockierung von problematischen Webseiten der Blue Coat Systems Inc.)
- www.klicksafe.de (EU-Initiative für mehr Sicherheit im Netz)
- www.cybersmart.ch (Informationsportal der Berner Gesundheit)
- www.jugendundmedien.ch (Nationales Programm zur Förderung von Medienkompetenzen Schweiz)
- www.gametest.ch (Informationsportal der Pro Juventute Schweiz)
- www.elternet.ch (Plattform zu Unterstützung von Eltern in der Medienerziehung)

9. Sensibilisierte Wahrnehmung von Frühwarnsignalen einer problematischen Mediennutzung wie sozialer Rückzug, Konzentrations- und Schlafstörungen, Übermüdung in der Schule, aggressives Verhalten etc.
10. Bei Bedarf sind eine Abklärung der Frühsymptome sowie die Einstufung der Mediennutzung durch Fachpersonen empfehlenswert

6.2 Professionelle Maßnahmen

Die wissenschaftlich unbestrittenen Konsequenzen neuer Medien auf kindliche Entwicklungsprozesse verlangen fachkundige Hilfsangebote. Am Beispiel der Onlinesucht wird deutlich, dass das potenzielle Ausmaß unter Fachpersonen der Kinder- und Jugendpsychiatrie und -psychologie zunehmend erfasst wird, im Präventionsbereich aber noch Ausbaubedarf besteht. Die Bestandsaufnahmen der Versorgungslage in der Schweiz und in Deutschland bilanzierten, dass ambulante Beratungs- und Therapiestellen betreffend Onlinesucht ausreichend verfügbar sind, im Gegensatz zu präventiven Programmen (Blättler & Richter, 2011; Petersen & Thomasius, 2010). Wünschenswert erscheint in diesem Zusammenhang ein quantitativer Ausbau gesundheitspolitischer und medienpädagogisch ausgerichteter Präventionsmaßnahmen, einerseits auf der Ebene der Aufklärung der Kinder und Jugendlichen sowie andererseits in Form von Wissensvermittlung und Unterstützung der Eltern in der Medienerziehung. An dieser Stelle sind besonders die zahlreichen Ansätze schulbasierter Interventionen zur Förderung der Medienkompetenz erwähnenswert. Sie zielen darauf ab, Schülerinnen und Schüler (sowie deren Eltern) zu vermitteln, wie neue Medien in einem angemessenen Ausmaß zu nutzen sind und die kritische Auseinandersetzung damit zu fördern. Ein gut evaluiertes deutsches Programm wurde von Möller und Krahé (2013) entwickelt, das neben der ausführlichen Bearbeitung der Medienthematik im Schulunterricht zahlreiche Trainingsmaterialien wie Eltern- und Schülerbroschüren, Arbeitsblätter sowie ein Medientagebuch bereithält. Das Trainingsprogramm wurde im Hinblick auf seine Wirksamkeit und Praktikabilität im Schulkontext erfolgreich geprüft (z. B. Möller, Krahé, Busching, & Krause, 2012). Das Schweizer Lehrmittel *Medienkompass* (Ammann, Ingold, Senn, Spiess, & Tilemann, 2012) zur Förderung von Medienkompetenz bietet eine Orientierungshilfe in den Bereichen Telekommunikation, Unterhaltungselektronik und Massenmedien für Schülerinnen und Schüler der Primar- und Sekundarstufe. Das Lehrwerk beinhaltet in zwei Bänden für sechs Schuljahre insgesamt 36 Einheiten mit verschiedenen Themen. Die Website (www.medienkompass.ch) stellt Begleitmaterial für Lehrpersonen, Links und aktuelle Informationen zu den Themen des Lehrmittels zur Verfügung.

Da das gegenwärtige professionelle Beratungs- und Therapieangebot unzureichend in Anspruch genommen wird, sind Pädagogen/Lehrpersonen und Fachleute der medizinischen Grundversorgung hinsichtlich der Früherkennung dysfunktionaler Mediennutzung in Familien und der frühzeitigen Triage in spezialisierte Beratungs- und Therapieformate von großer Bedeutung. Um einem Abgleiten in inadäquate oder exzessive Mediennutzung bei Kindern und Jugendlichen vorzubeugen, bedarf es eines erhöhten Problembewusstseins auf Seiten der professionellen Akteure, um Frühsymptome wie Konzentrationsstörungen, Übermüdung in der Schule oder Tendenzen zu sozialem Rückzug angemessen wahrzunehmen und richtig einzuordnen (Neuenschwander, 2014).

Eine großangelegte Studie zur Medienkompetenz und medienerzieherischem Handeln bei Eltern zeigte, dass sich insbesondere bildungsferne Eltern bezüglich Mediennutzung und -wissen weniger kompetent einschätzten und weniger medienerzieherische Aktivitäten zeigten (vor allem was das Gespräch mit dem Kind und Einsatz von Regeln bzw. Verboten betreffen) im Vergleich zu höher gebildeten Eltern (Steiner & Goldoni, 2011). Darüber hinaus nahmen formal weniger gebildete Eltern die Medienerziehung im Familienalltag als konfliktreicher und belastender wahr. In der Studie wurden drei Dimensionen der Medienkompetenz (Mediennutzung, Medienwissen, Medienkritik) untersucht und zwischen diesen Dimensionen ergaben sich aufschlussreiche Zusammenhänge: Die Kompetenzdimensionen Nutzung und Wissen waren stark positiv korreliert; das bedeutet, dass je mehr die befragten Eltern selbst digitale Medien nutzten, desto höher war auch ihr Wissen darüber. Je höher die Ausprägungen an Nutzung und Wissen waren, desto geringer fiel die Medienkritik aus, d. h., desto weniger kritisch war ihre grundsätzliche Haltung gegenüber neuen Medien. Insgesamt ging eine tiefe elterliche Medienkompetenz (unabhängig vom Bildungsgrad) mit einer weniger intensiven und wirksamen Medienerziehung einher. Angemessene medienbezogene Erziehungspraktiken von

Eltern basieren somit vornehmlich auf erzieherischen, kommunikativen und informationellen Grundkompetenzen. Praktisch relevant sind diese Resultate vor allem hinsichtlich des Bedarfs an zielgruppenspezifischen Angeboten. Die Autoren der Studie empfehlen die besondere Berücksichtigung der Befunde zu bildungsfernen Eltern insofern, als deren Lebenssituation und Bedürfnisse durch eine niederschwellige, interaktive und auf das Erleben konkreter Medienerfahrung ausgerichteten Bildungsangebote beantwortet werden sollten (Steiner & Goldoni, 2011).

Das Störungsbild der Onlinesucht hat als klinisches Syndrom, wenngleich bislang erst probeweise nosologisch verankert, innerhalb der Erforschung von Therapiemöglichkeiten am meisten Forschungsimpetus erfahren. Im Hinblick auf die therapeutische Behandlung herrscht weitgehend Konsens, Onlinesucht als erlerntes dysfunktionales Verhalten zu verstehen. Folglich sind erste Wirksamkeitsnachweise für kognitiv-verhaltenstherapeutische Interventionen vielversprechend ausgefallen, obgleich die empirische Evidenz noch relativ spärlich ist. Zwei internationale Meta-Analysen konstatieren robuste Behandlungseffekte von kognitiv-verhaltenstherapeutischen Ansätzen, kritisieren jedoch diverse methodische Mängel der Evaluationsstudien, welche nicht unwesentlich darauf zurückzuführen sein dürften, dass Onlinesucht nicht konsistent definiert wird (King, Delfabbro, Griffiths, & Gradisar, 2011; Winkler, Dörsing, Rief, Shen, & Glombiewski, 2013). Für eine adäquate Interventionsforschung sind validierte Instrumente für eine einheitliche Diagnostik erforderlich.

7 Zusammenfassung und Schlusswort

Der wissenschaftliche Erkenntnisstand zu den im vorliegenden Essential gestellten Fragestellungen kann wie folgt zusammengefasst werden:

1. Exzessiver Konsum von gewalthaltigen Medien gilt als robuster Prädiktor für aggressives Verhalten bei Kindern und Jugendlichen. Die Forschungslage deutet darauf hin, dass das Rezipieren aggressiver Medieninhalte zu den zehn stärksten Risikofaktoren für gewalttätiges und delinquentes Verhalten im Jugendalter gehört, jedoch ist sie weder eine notwendige noch hinreichende Bedingung. In ungünstiger Kombination mit anderen Risikofaktoren und bei mangelnden Schutzfaktoren leisten neue Medien aber einen signifikanten Beitrag zu aggressivem Verhalten im Kindes- und Jugendalter.
2. Neue Medien bergen ein Abhängigkeitspotenzial, dem die Kinder- und Jugendpsychiatrie und -psychotherapie zunehmend Rechnung tragen muss. Durch ihr großes Reservoir an Belohnung und Stimulation ist neuen digitalen Angeboten ein Risiko für Suchtentwicklungen inhärent. Der hochgradig reizvolle und belohnende Charakter neuer Medien erschwert vielen Kindern und Jugendlichen ein ausgewogenes, selbstbestimmtes Konsumverhalten. Obwohl sich Onlinesucht im Fachdiskurs bislang nicht als eigenständige psychiatrische Diagnose durchgesetzt hat, ist hinreichend belegt, dass Internetnutzer eine Abhängigkeit entwickeln können, die in ihrem klinischen Bild vergleichbar ist mit substanzgebundenen Süchten.
3. Der negative Zusammenhang zwischen Fernseh- resp. Computernutzung im Kindesalter und späterem Bildungsstand wurde durch eine Vielzahl längsschnittlicher Studien belegt. Die Forschung hat gezeigt, dass Medienkonsum den kindlichen Schulleistungen abträglich sein kann, bedeutend sind aber die Häufigkeit des Konsumverhaltens und der Medieninhalt. Edukative und prosoziale Fernsehprogramme sowie kognitiv stimulierende Computerspiele und

M. Zemp, G. Bodenmann, *Neue Medien und kindliche Entwicklung,* essentials,
DOI 10.1007/978-3-658-11150-2_7

didaktisch wertvolles webbasiertes Lernmaterial können für die kognitive und emotionale Entwicklung von Kindern förderlich sein.

4. Als potenzieller Erklärungsmechanismus für die schulischen Leistungseinbußen durch übermäßige Mediennutzung werden Aufmerksamkeitsprobleme diskutiert, wobei die Bedeutung elektronischer Medien in der Ätiologie von klinischem ADHS bislang noch unzureichend erforscht ist. Solange keine qualitativ hochwertigen Längsschnittstudien existieren, ist ungeklärt, ob ein hohes Konsumverhalten bei betroffenen Kindern eher Ursache oder Folge von ADHS darstellt.

Die faktisch unbestrittene Problemlast neuer Medien in Zusammenhang mit der kindlichen Entwicklung verlangt in erster Linie die erhöhte Präsenz und Aufmerksamkeit von Eltern und Erziehungsberechtigten. Im Rahmen der Mediensozialisation sollten Heranwachsende als aktiv handelnde Subjekte verstanden werden, die sich einen selbstkontrollierten Medienumgang aneignen. Allerdings wird der Einfluss der Familie, primär der Medienerziehung durch die Eltern, auf die Mediensozialisation von Kindern als eminent wichtig eingeschätzt. Wenn Heranwachsende lernen sollen, Medien ausgewogen und zielgerichtet zu nutzen, stehen Eltern in der Pflicht, sich als Erziehende zu engagieren, den Medienkonsum ihrer Kinder zu reglementieren und mit ihnen zu reflektieren. Dazu sind neben technischen Fähigkeiten vornehmlich soziale, kommunikative und erzieherische Grundkompetenzen erforderlich. Es besteht weiterer Untersuchungsbedarf zu den medienerzieherischen Aktivitäten von Eltern und zu den familiären Bedingungen für eine realistische und gesunde Entwicklung von Medienkompetenz bei Kindern. Im Zentrum sollte unter anderem das Erforschen von Familiendynamiken stehen, die einer gelingenden Mediensozialisation zuträglich sind.

Der frühzeitigen Erkennung einer dysfunktionalen Mediennutzung kommt eine tragende Rolle zu. Diesbezüglich bedarf es seitens Pädagogen, Fachleuten der medizinischen Grundversorgung und weiterer professioneller Akteure die adäquate Wahrnehmung von Frühsymptomen, um das rechtzeitige Zuführen in spezialisierte Beratungs- und Therapieformate zu gewährleisten. Die Anzahl ambulanter Beratungs- und Therapiestellen ist nach aktuellen Studien steigend und diese vermögen erfreulicherweise den Großteil der Nachfrage zu decken. Angezeigt erscheint hingegen ein quantitativer Ausbau präventiv ausgerichteter Maßnahmen auf der Ebene der Aufklärung der Kinder und Jugendlichen sowie in Form von Wissensvermittlung für die Eltern. Am Beispiel der Onlinesucht wird die wachsende und vielversprechende Forschung hinsichtlich der Entwicklung und Evaluierung von Therapieprogrammen im Kontext neuer Medien deutlich. Weitere wissenschaftliche Bemühungen im Bereich von Interventions- und Wirksamkeitsstudien erscheinen lohnenswert.

Wenngleich die Mehrheit der Heranwachsenden neue Medien im Alltag adäquat, funktional und genussvoll nutzt, ist deren Virulenz für die kindliche Entwicklung empirisch betrachtet evident, was die kinder- und jugendpsychologische Praxis und Forschung vor neue Herausforderungen stellt. Wünschenswert sind, gerade im Zuge künftiger technischer Entwicklungen, ein adäquates Problembewusstsein bei Eltern und Fachleuten sowie weiterhin fachkundige präventive, edukative und therapeutische Hilfsangebote, um dem Gefahrenpotenzial in angemessener, nicht dramatisierender Weise zu begegnen.

Was Sie aus diesem Essential mitnehmen können

- Die Nutzung von Medien mit Gewaltinhalten ist ein wissenschaftlich bestätigter Risikofaktor für aggressive Verhaltensweisen bei Kindern und Jugendlichen, jedoch weder eine notwendige noch hinreichende Bedingung.
- Der stimulierende Charakter neuer Medien erschwert vielen Kindern und Jugendlichen ein selbstbestimmtes Konsumverhalten, was äußerstenfalls zu klinisch relevantem Suchtverhalten führen kann.
- Übermäßige Mediennutzung kann den kindlichen Schulleistungen abträglich sein. Als potenzieller Erklärungsmechanismus hierfür werden Aufmerksamkeitsprobleme diskutiert, wobei die Rolle neuer Medien in der Ätiologie von ADHS bislang noch unzureichend erforscht ist.
- Edukative und prosoziale Fernsehprogrammen sowie kognitiv stimulierende Computer- und Lernspiele können die kognitive und emotionale Entwicklung von Kindern positiv beeinflussen.
- Das empirisch belegte Gefahrenpotenzial neuer Medien für die kindliche Entwicklung rechtfertigt ein sensibles Problembewusstsein bei Eltern und angemessene professionelle Hilfsangebote.

M. Zemp, G. Bodenmann, *Neue Medien und kindliche Entwicklung,* essentials,
DOI 10.1007/978-3-658-11150-2

Literatur

Acevedo-Polakovich, I. D., Lorch, E. P., & Milich, R. (2007). Comparing television use and reading in children with ADHD and non-referred children across two age groups. *Media Psychology, 9*(2), 447–472. http://doi.org/10.1080/15213260701291387.

Ammann, D., Ingold, U., Senn, F., Spiess, S., & Tilemann, F. (2012). *Medienkompass 1 und 2: Medien und ICT für die Primarstufe und für die Sekundarstufe* (4. Aufl.). Zürich: Lehrmittelverlag Kanton Zürich.

Anderson, C. A., Shibuya, A., Ihori, N., Swing, E. L., Bushman, B. J., Sakamoto, A., Rothstein, H. R., Saleem, M. (2010). Violent video game effects on aggression, empathy, and prosocial behavior in Eastern and Western countries: A meta-analytic review. *Psychological Bulletin, 136*(2), 151–173. http://doi.org/10.1037/a0018251.

Anderson, D. R., Choi, H. P., & Lorch, E. P. (1987). Attentional inertia reduces distractibility during young children's TV viewing. *Child Development, 58*(3), 798–806. http://doi.org/10.2307/1130217.

Bandura, A. (1965). Influence of models' reinforcement contingencies on the acquisition of imitative responses. *Journal of Personality and Social Psychology, 1*(6), 589–595. http://doi.org/10.1037/h0022070.

Bartholow, B. D., Bushman, B. J., & Sestir, M. A. (2006). Chronic violent video game exposure and desensitization to violence: Behavioral and event-related brain potential data. *Journal of Experimental Social Psychology, 42*(4), 532–539. http://doi.org/10.1016/j.jesp.2005.08.006.

Berner Gesundheit. (2014). Verantwortungsvoller Umgang mit Neuen Medien. http://www.bernergesundheit.ch/download/praevention_cybersmart_infoblatt_eltern_d.pdf. Zugegriffen: 06. Mai. 2015.

Blättler, R., & Richter, F. (2011). Angebote zu Onlinesucht in der Schweiz. *Sucht Magazin, 3,* 28–30.

Bluemke, M., Friedrich, M., & Zumbach, J. (2010). The influence of violent and nonviolent computer games on implicit measures of aggressiveness. *Aggressive Behavior, 36*(1), 1–13. http://doi.org/10.1002/ab.20329.

Bogatz, G. A., & Ball, S. (1971). *The second year of Sesame Street: A continuing evaluation.* Princeton: Educational Testing Service.

Brody, G. H., Stoneman, Z., & Sanders, A. K. (1980). Effects of television viewing on family interactions: An observational study. *Family Relations, 29*(2), 216–220. http://doi.org/10.2307/584075.

M. Zemp, G. Bodenmann, *Neue Medien und kindliche Entwicklung,* essentials,
DOI 10.1007/978-3-658-11150-2

Bushman, B. J., & Anderson, C. A. (2001). Media violence and the American public: Scientific facts versus media misinformation. *The American Psychologist, 56*(6/7), 477–489.

Bushman, B. J., & Huesmann, L. R. (2006). Short-term and long-term effects of violent media on aggression in children and adults. *Archives of Pediatrics & Adolescent Medicine, 160*(4), 348–352. http://doi.org/10.1001/archpedi.160.4.348.

Cain, N., & Gradisar, M. (2010). Electronic media use and sleep in school-aged children and adolescents: A review. *Sleep Medicine, 11*(8), 735–742. http://doi.org/10.1016/j.sleep.2010.02.006.

Carnagey, N. L., & Anderson, C. A. (2004). Violent video game exposure and aggression: A literature review. *Minerva Psychiatry, 45,* 1–18.

Chiu, Y., Kao, C., & Reynolds, B. L. (2012). The relative effectiveness of digital game-based learning types in English as a foreign language setting: A meta-analysis. *British Journal of Educational Technology, 43*(4), E104–E107. http://doi.org/10.1111/j.1467-8535.2012.01295.x.

Christakis, D. A., Zimmerman, F. J., DiGiuseppe, D. L., & McCarty, C. A. (2004). Early television exposure and subsequent attentional problems in children. *Pediatrics, 113*(4), 708–713.

Colman, I., Kingsbury, M., Weeks, M., Ataullahjan, A., Bélair, M.-A., Dykxhoorn, J., Katie, H., Loro, A., Martin, M. S., Naicker, K., Pollock, N., Rusu, C., & Kirkbride, J. B. (2014). Cartoons kill: Casualties in animated recreational theater in an objective observational new study of kids' introduction to loss of life. *British Medical Journal, 349,* g7184. http://doi.org/10.1136/bmj.g7184.

Congressional Public Health Summit. (2000). Joint statement on the impact of entertainment violence on children. http://www2.aap.org/advocacy/releases/jstmtevc.htm. Zugegriffen: 06. Mai. 2015.

Cutting, J. E., DeLong, J. E., & Brunick, K. L. (2011). Visual activity in Hollywood film: 1935 to 2005 and beyond. *Psychology of Aesthetics, Creativity, and the Arts, 5*(2), 115–125. http://doi.org/10.1037/a0020995.

De Lisi, R., & Wolford, J. L. (2002). Improving children's mental rotation accuracy with computer game playing. *The Journal of Genetic Psychology, 163*(3), 272–282. http://doi.org/10.1080/00221320209598683.

Ennemoser, M., & Schneider, W. (2007). Relations of television viewing and reading: Findings from a 4-year longitudinal study. *Journal of Educational Psychology, 99*(2), 349–368. http://doi.org/10.1037/0022-0663.99.2.349.

Ennemoser, M., Schiffer, K., Reinsch, C., & Schneider, W. (2003). Fernsehkonsum und die Entwicklung von Sprach- und Lesekompetenzen im frühen Grundschulalter: Eine empirische Überprüfung der SÖS-Mainstreaming-Hypothese. *Zeitschrift für Entwicklungspsychologie und Pädagogische Psychologie, 35,* 12–26.

Escobar-Chaves, S. L., & Anderson, C. A. (2008). Media and risky behaviors. *Future of Children, 18*(1), 147–180.

Fanti, K. A., Vanman, E., Henrich, C. C., & Avraamides, M. N. (2009). Desensitization to media violence over a short period of time. *Aggressive Behavior, 35*(2), 179–187. http://doi.org/10.1002/ab.20295.

Feierabend, S., & Klingler, W. (2006). Was Kinder sehen: Eine Analyse der Fernsehnutzung Drei- bis 13-Jähriger 2005. *Media Perspektiven, 3,* 138–153.

Feierabend, S., Karg, U., & Rathgeb, T. (2014). *JIM-Studie. Jugend, Information, (Multi-) Media*. Stuttgart: Medienpädagogischer Forschungsverbund Südwest.

Ferguson, C. J. (2007a). Evidence for publication bias in video game violence effects literature: A meta-analytic review. *Aggression and Violent Behavior, 12*(4), 470–482. http://doi.org/10.1016/j.avb.2007.01.001.

Ferguson, C. J. (2007b). The good, the bad and the ugly: A meta-analytic review of positive and negative effects of violent video games. *Psychiatric Quarterly, 78*(4), 309–316. http://doi.org/10.1007/s11126-007-9056-9.

Fisch, S. M., Kirkorian, H., & Anderson, D. R. (2005). Transfer of learning in informal education: The case of television. In J. P. Mestre (Hrsg.), *Transfer of learning from a modern multidisciplinary perspective* (S. 373–393). Greenwich: Information Age Publishing.

Funk, J. B., Baldacci, H. B., Pasold, T., & Baumgardner, J. (2004). Violence exposure in real-life, video games, television, movies, and the internet: is there desensitization? *Journal of Adolescence, 27*(1), 23–39. http://doi.org/10.1016/j.adolescence.2003.10.005.

Gentile, D. A., Swing, E. L., Lim, C. G., & Khoo, A. (2012). Video game playing, attention problems, and impulsiveness: Evidence of bidirectional causality. *Psychology of Popular Media Culture, 1*(1), 62–70. http://doi.org/10.1037/a0026969.

Hancox, R. J., Milne, B. J., & Poulton, R. (2005). Association of television viewing during childhood with poor educational achievement. *Archives of Pediatrics & Adolescent Medicine, 159*(7), 614–618. http://doi.org/10.1001/archpedi.159.7.614.

Hipeli, E. (2014). *Medien-Kids: Bewusster Umgang mit allen Medien – von Anfang an.* Zürich: Beobachter-Edition.

Huesmann, L. R. (1988). An information processing model for the development of aggression. *Aggressive Behavior, 14,* 13–24.

Johnson, J. G., Cohen, P., Kasen, S., & Brook, J. S. (2007). Extensive television viewing and the development of attention and learning difficulties during adolescence. *Archives of Pediatrics & Adolescent Medicine, 161*(5), 480–486.

King, D. L., Delfabbro, P. H., Griffiths, M. D., & Gradisar, M. (2011). Assessing clinical trials of Internet addiction treatment: A systematic review and CONSORT evaluation. *Clinical Psychology Review, 31*(7), 1110–1116. http://doi.org/10.1016/j.cpr.2011.06.009.

Klasen, M., Weber, R., Kircher, T. T. J., Mathiak, K. A., & Mathiak, K. (2012). Neural contributions to flow experience during video game playing. *Social Cognitive and Affective Neuroscience, 7*(4), 485–495. http://doi.org/10.1093/scan/nsr021.

Koepp, M. J., Gunn, R. N., Lawrence, A. D., Cunningham, V. J., Dagher, A., Jones, T., Brooks, D. J., Bench, C. J., & Grasby, P. M. (1998). Evidence for striatal dopamine release during a video game. *Nature, 393*(6682), 266–268. http://doi.org/10.1038/30498.

Kunczik, M., & Zipfel, A. (2010). *Medien und Gewalt. Befunde der Forschung 2004–2009.* Berlin: Bundesministerium für Familie, Senioren, Frauen und Jugend.

Lam, L. T., & Peng, Z.-W. (2010). Effect of pathological use of the internet on adolescent mental health: A prospective study. *Archives of Pediatrics & Adolescent Medicine, 164*(10), 901–906. http://doi.org/10.1001/archpediatrics.2010.159.

Lam, L. T., Peng, Z., Mai, J., & Jing, J. (2009). The association between internet addiction and self-injurious behaviour among adolescents. *Injury Prevention, 15*(6), 403–408. http://doi.org/10.1136/ip.2009.021949.

Leung, L. (2004). Net-generation attributes and seductive properties of the internet as predictors of online activities and internet addiction. *CyberPsychology & Behavior, 7*(3), 333–348. http://doi.org/10.1089/1094931041291303.

Maaß, E. E., Hahlweg, K., Heinrichs, N., Kuschel, A., & Döpfner, M. (2010). Bildschirmmedien im Kindergartenalter: Zum Zusammenhang von Mediennutzung, Verhaltensauffälligkeiten und ADHS. *Zeitschrift für Gesundheitspsychologie, 18*(2), 55–68. http://doi.org/10.1026/0943-8149/a000009.

Maaß, E. E., Hahlweg, K., Heinrichs, N., Kuschel, A., Naumann, S., Bertram, H., Staender, D., & Döpfner, M. (2010). Sozioökonomischer Status, mütterliches Erziehungsverhalten, erhöhter Medienkonsum und die Sprach- und Rechenfertigkeiten von Kindergartenkindern. *Psychologie in Erziehung und Unterricht, 51*(1), 46–61.

Maaß, E. E., Hahlweg, K., Naumann, S., Bertram, H., Heinrichs, N., & Kuschel, A. (2010). Sind moderne Bildschirmmedien ein Risikofaktor für ADHS? Eine Längsschnittuntersuchung an deutschen Kindergartenkindern. *Vierteljahresschrift für Heilpädagogik und ihre Nachbargebiete*, (1), 50–65. http://doi.org/10.2378/vhn2010.art05d.

Mares, M.-L., & Woodard, E. (2005). Positive effects of television on children's social interactions: A meta-analysis. *Media Psychology, 7*(3), 301–322. http://doi.org/10.1207/S1532785XMEP0703_4.

McClurg, P. A., & Chaillé, C. (1987). Computer games: Environments for developing spatial cognition? *Journal of Educational Computing Research, 3*(1), 95–111. http://doi.org/10.2190/9N5U-P3E9-R1X8-0RQM.

Means, B., Toyama, Y., Murphy, R., Bakia, M., & Jones, K. (2010). *Evaluation of evidence-based practices in online learning: A meta-analysis and review of online learning studies*. Washington, D.C.: U.S. Department of Education.

Mistry, K. B., Minkovitz, C. S., Strobino, D. M., & Borzekowski, D. L. G. (2007). Children's television dxposure and behavioral and social outcomes at 5.5 years: Does timing of exposure matter? *Pediatrics, 120*(4), 762–769. http://doi.org/10.1542/peds.2006–3573.

Möller, I., & Krahé, B. (2009). Exposure to violent video games and aggression in German adolescents: a longitudinal analysis. *Aggressive Behavior, 35*(1), 75–89. http://doi.org/10.1002/ab.20290.

Möller, I., & Krahé, B. (2013). Mediengewalt als pädagogische Herausforderung. Ein Programm zur Förderung der Medienkompetenz im Jugendalter. Göttingen: Hogrefe.

Möller, I., Krahé, B., Busching, R., & Krause, C. (2012). Efficacy of an intervention to reduce the use of media violence and aggression: An experimental evaluation with adolescents in Germany. *Journal of Youth & Adolescence, 41*(2), 105–120. http://doi.org/10.1007/s10964-011-9654-6.

Mößle, T., Kleimann, M., Rehbein, F., & Pfeiffer, C. (2010). Media use and school achievement – boys at risk? *British Journal of Developmental Psychology, 28*(3), 699–725. http://doi.org/10.1348/026151009X475307.

Müller, K. W., & Wölfling, K. (2011). Computerspiel- und Internetsucht: Diagnostik, Phänomenologie, Pathogenese und Therapie. *Suchttherapie, 12,* 57–63.

Nathanson, A. I. (1999). Identifying and explaining the relationship between parental mediation and children's aggression. *Communication Research, 26*(2), 124–143. http://doi.org/10.1177/009365099026002002.

Nathanson, A. I. (2004). Factual and evaluative approaches to modifying children's responses to violent television. *Journal of Communication, 54*(2), 321–336. http://doi.org/10.1111/j.1460-2466.2004.tb02631.x.

Nathanson, A. I., & Cantor, J. (2000). Reducing the aggression-promoting effect of violent cartoons by increasing children's fictional invovlement with the victim: A study of active mediation. *Journal of Broadcasting & Electronic Media, 44*(1), 125.

Nathanson, A. I., & Yang, M.-S. (2003). The effects of mediation content and form on children's responses to violent relevision. *Human Communication Research, 29*(1), 111–134. http://doi.org/10.1111/j.1468-2958.2003.tb00833.x.

Neuenschwander, M. (2014). Onlinesucht – Realität auch ohne offizielle Diagnose. *Therapeutische Umschau, 71*(10), 599–607. http://doi.org/10.1024/0040-5930/a000559.

Paik, H., & Comstock, G. (1994). The effects of television violence on antisocial behavior: A meta-analysis. *Communication Research, 21*(4), 516–546. http://doi.org/10.1177/009365094021004004.

Petermann, F., & Koglin, U. (2015). *Aggression und Gewalt bei Kindern und Jugendlichen.* Wiesbaden: Springer Essentials. http://doi.org/10.1080/19424620.2014.93374.

Petersen, U. P., & Thomasius, R. (2010). *Beratungs- und Behandlungsangebote zum pathologischen Internetgebrauch in Deutschland.* Hamburg: Bundesministerium für Gesundheit (BMG).

Rehbein, D. F., Mößle, T., Arnaud, N., & Rumpf, H.-J. (2013). Computerspiel- und Internetsucht. *Der Nervenarzt, 84*(5), 569–575. http://doi.org/10.1007/s00115-012-3721-4.

Rumpf, H.-J., Meyer, C., Kreuzer, A., & John, U. (2011). *Prävalenz der Internetabhängigkeit (PINTA).* Berlin: Bundesministerium für Gesundheit (BMG).

Ryan, T., Chester, A., Reece, J., & Xenos, S. (2014). The uses and abuses of Facebook: A review of Facebook addiction. *Journal of Behavioral Addictions, 3*(3), 133–148. http://doi.org/10.1556/JBA.3.2014.016.

Schmidt, M. E., & Vandewater, E. A. (2008). Media and attention, cognition, and school achievement. *Future of Children, 18*(1), 63–85.

Sprafkin, J. N., Liebert, R. M., & Poulos, R. W. (1975). Effects of a prosocial televised example on children's helping. *Journal of Experimental Child Psychology, 20*(1), 119–126. http://doi.org/10.1016/0022-0965(75)90031-4.

Steiner, O., & Goldoni, M. (2011). *Medienkompetenz und medienerzieherisches Handeln von Eltern. Eine empirische Untersuchung bei Eltern von 10- bis 17-jährigen Kindern in Basel-Stadt.* Basel: Hochschule für Soziale Arbeit, Fachhochschule Nordwestschweiz.

Stevens, T., & Mulsow, M. (2006). There is no meaningful relationship between television exposure and symptoms of Attention-Deficit/Hyperactivity Disorder. *Pediatrics, 117*(3), 665–672. http://doi.org/10.1542/peds.2005–0863.

Strasburger, V. C., & Wilson, B. J. (2003). Television violence. In D. A. Gentile (Hrsg.), *Media violence and children. A complete guide for parents and professionals* (S. 57–86). Westport: Praeger.

Strasburger, V. C., Wilson, B. J., & Jordan, A. B. (2014). *Children, adolescents, and the media* (3. Aufl.). Kalifornien: SAGE Publications, Inc.

Swing, E. L., Gentile, D. A., Anderson, C. A., & Walsh, D. A. (2010). Television and video game exposure and the development of attention problems. *Pediatrics, 126*(2), 214–221. http://doi.org/10.1542/peds.2009–1508.

Vogel, J. J., Vogel, D. S., Cannon-Bowers, J., Bowers, C. A., Muse, K., & Wright, M. (2006). Computer gaming and interactive simulations for learning: A meta-analysis. *Journal of Educational Computing Research, 34*(3), 229–243.

Warren, R., Gerke, P., & Kelly, M. A. (2002). Is there enough time on the clock? Parental involvement and mediation of children's television viewing. *Journal of Broadcasting & Electronic Media, 46*(1), 87.

Willemse, I., Waller, G., Süss, D., Genner, S., & Huber, A.-L. (2014). *JAMES – Jugend, Aktivitäten, Medien – Erhebung Schweiz*. Zürich: Zürcher Hochschule für Angewandte Wissenschaften.

Wilson, B. J. (2008). Media and children's aggression, fear, and altruism. *Future of Children, 18*(1), 87–118.

Winkler, A., Dörsing, B., Rief, W., Shen, Y., & Glombiewski, J. A. (2013). Treatment of internet addiction: A meta-analysis. *Clinical Psychology Review, 33*(2), 317–329. http://doi.org/10.1016/j.cpr.2012.12.005.

Young, K. S. (1998). Internet addiction: The emergence of a new clinical disorder. *CyberPsychology & Behavior, 1*(3), 237–244. http://doi.org/10.1089/cpb.1998.1.237.

Zemp, M., & Bodenmann, G. (2015). *Partnerschaftsqualität und kindliche Entwicklung. Ein Überblick für Therapeuten, Pädagogen und Pädiater*. Berlin: Springer Essentials. http://doi.org/10.1007/978-3-662-45186-1.

Zemp, M., Bodenmann, G., & Beach, S. R. H. (2014). Interparental conflict impairs children's short-termed attention performance. *Family Science, 5*(1), 43–51. http://doi.org/10.1080/19424620.2014.933742.

Zimmerman, F. J., & Christakis, D. A. (2005). Children's television viewing and cognitive outcomes: A longitudinal analysis of national data. *Archives of Pediatrics and Adolescent Medicine, 159*(7), 619–625. http://doi.org/10.1001/archpedi.159.7.619.